비만이
사회문제라고요?

초록서재 교양문고_ 사회

비만이 사회문제라고요?

초판 1쇄 발행 2021년 11월 8일 | **초판 3쇄 발행** 2023년 7월 21일 | **글쓴이** 박승준 | **펴낸이** 황정임
총괄본부장 김영숙 | **편집** 이나영 최진영 | **디자인** 이선영 이영아 | **마케팅** 이수빈 고예찬 | **경영지원** 손향숙
펴낸곳 초록서재(도서출판 노란돼지) | **주소** (10880) 경기도 파주시 교하로875번길 31-14 1층
전화 (031)942-5379 | **팩스** (031)942-5378 | **홈페이지** yellowpig.co.kr | **인스타그램** @greenlibrary_pub
등록번호 제406-2015-000137호 | **등록일자** 2015년 11월 5일
© 박승준 2021 | ISBN 979-11-974563-8-1 43510

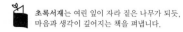

초록서재
교양문고
사 회

비만이 사회문제라고요?

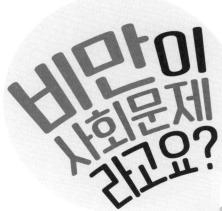

10대를 위한
음식과 비만 이야기

박승준 지음

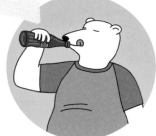

초록
서재

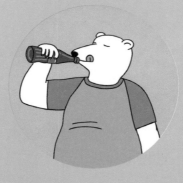

비만의 사회적 관점

10대를 포함한 모든 사람들에게 "새해 계획 세우셨나요?"라고 물으면 빠지지 않고 등장하는 대답이 다이어트와 운동을 통한 몸매관리이다. 심지어 말라 보이는 사람들조차 늘 다이어트를 입에 달고 살곤 한다.

하지만 이렇게 높은 관심과 무려 26,000가지가 넘는 다이어트 방법에도 불구하고 그 실패율은 95%를 넘는다. 남는 건 결국 요요뿐인 경우가 많다.

살빼기 힘든 이유는 무엇일까? 정말로 우리 주변에 맛있는 건 너무 많고 운동하기는 힘들어서일까? 흔히 말하는 것처럼 의지박약 탓일까? 신용카드 회사의 데이터를 살펴보면 다이어트 관련 사용액은 매년 1월에 가파르게 올라가지만, 2월에는 다시 뚝 떨어진다.

국민건강보험공단이 2018년 발표한 〈비만에 대한 인식도 조사〉에 의하면 '비만은 본인의 책임인가?'라는 질문에 87%가 '그렇다'

라고 대답했다. 또 '비만을 유도하는 사회적 요인이 있는가?'라는 질문에서는 85%가 '그렇다'라고 답했다.

경희대학교 학생을 대상으로 한 설문조사에서도 비슷한 경향을 보였다. 비만의 본인 책임 여부에 대해서는 80% 가량이 그렇다고 대답했지만, 대학 환경이 비만에 영향을 주는가에 관한 질문에도 80% 이상의 학생이 동의했다. 즉 내가 사는 사회에는 나를 살찌게 하는 사회적 요인이 존재하지만, 살이 찌는 것은 본인 책임이고 살을 빼지 못하는 것도 본인 책임이라는 말이다. 좀 모순으로 보인다.

《강요된 비만》이라는 책에서는 "늘어진 뱃살에 대해 당신은 아무 책임이 없다!"라는 말이 나온다. 아니, 늘어난 허리둘레가 내 책임이 아니라니? 그러면 누구에게 책임이 있다는 말일까?

비만은 1980년대 이후 선진국과 개발도상국을 가리지 않고 급격히 증가했다. 40년이라는 시간은 진화적 관점에서 보면 정말로 짧으니 우리의 유전자가 변했을 리는 없다. 많은 사람이 갑자기 식탐이 많아지거나 게을러져서 뚱뚱해진 것도 아닐 것이다. 현대 사회 비만의 유행은 개인만의 책임이 아니라 우리를 둘러싼 환경의 변화가 큰 역할을 했다는 지적이 많다. 즉 진화를 통해 물려받은 우리의 몸은 거의 변하지 않았지만, 즐겨 먹는 음식과 사는 환경은 선조들과 비교할 때 급격히 변화했다는 것이다. 우리는 여전히 기름지고 달달한 음식을 보면 가능한 한 많이 먹고, 남는 것은 지방으로 저장한다. 이것은 먹을거리가 부족했던 선조들에게는 성공적인 전략이었지만, 먹을거리가 넘쳐나는 지금은 부적절하다.

비만은 고혈압, 당뇨병, 고지혈증, 심혈관 질환, 암 등 여러 질병의 위험인자로 알려져 있고, 개인뿐만 아니라 사회경제적으로 막대한 비용이 요구되는 질병이다. 비만으로 인한 경제적 비용은 비만에 의한 직접적인 의료비용, 비만에 대처하는 사회적 비용 그리고 비만 때문에 발생하는 생산성 저하에 따른 경제적 손실을 포함한다. 이것은 전 세계 1년 생산량의 2.8%에 달하는 약 2조 달러(약 2천 230조 원) 정도로 추산된다. 우리나라도 마찬가지여서 2018년 비만으로 인한 사회경제적 손실액은 11조5,000억 원으로 조사되었고, 이중 의료비의 비중이 51.3%로 가장 높았다. 이처럼 비만은 이미 개인 건강의 문제를 넘어 사회 문제가 되고 있다.

따라서 현대 사회에 만연한 비만을 잘 이해하려면 사회적인 관점에서 접근할 필요가 있다. 이 책은 《비만의 사회학》(박승준, 청아출판사) 중에서 10대가 꼭 알아야 할 음식과 비만에 대해 간추려 쓴 것이다. 아무쪼록 이 책을 통해 10대 청소년들이 비만을 제대로 이해하고, 건강한 삶을 살아가기 위해 필요한 지식을 습득하는 데 도움이 되었으면 하는 바람이다.

차례

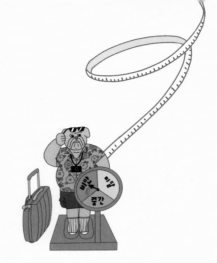

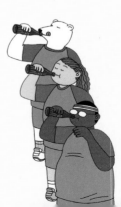

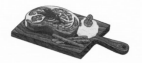

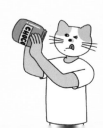

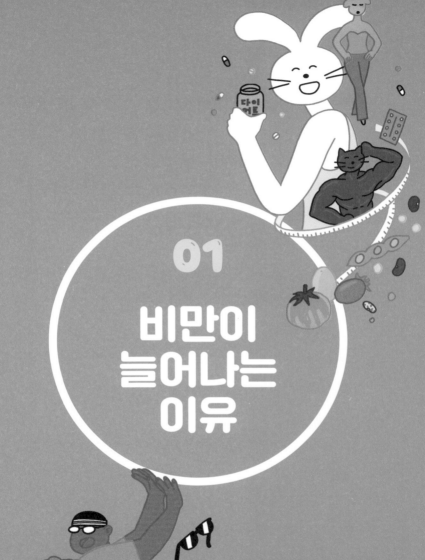

01

비만이
늘어나는
이유

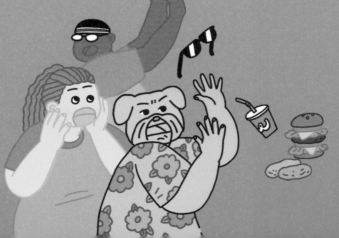

비만에 대한 인식의 변화

옛날에도 비만이 있었을까? 당연히 있었다. 비만은 현대에 나타난 새로운 현상이 아니다. 근래 들어 많아졌을 뿐이다. 예술 작품을 보면 과거에도 비만이 존재했다는 것을 알 수 있다.

'빌렌도르프의 비너스'라는 유명한 석상이 있다. 무려 2만 년 전 만들어진 석상인데 우리가 알고 있는 비너스와 아주 다르다. 또 프랑스 도르도뉴 지방의 동굴에서 발견된 '로셀의 비너스'라는 석회암에 새겨진 조각에도 뚱뚱한 여성의 모습이 담겨 있다. 심지어 중세 귀족들은 자기 초상화를 그리거나 전신 석상을 만들 때 실제보다 더 뚱뚱하게 표현되기를 원할 정도였다. 유명한 '밀로의 비너스'나 보티첼리의 '비너스의 탄생'이라는 그림을 보아도 지금 우리가 미인이라고 말하고 선망의 대상으로 여기는 날씬한 여성들은 없다.

18세기 말 영국의 대니얼 램버트는 키 180㎝, 허리둘레 285㎝, 종아리 둘레 94㎝, 체중은 335㎏였다. 지금으로 치면 초고도 비만이다. 램버트가 뚱뚱했던 이유는 유전이나 대사이상으로 보인다. 그가 많이 먹지는 않았기 때문이다. 당시 사람들은 그를 '포틀리 젠틀맨Portly gentleman'이라고 불렀다. 위풍당당하고 매우 인상 깊은 사람이라는 뜻이다. 램버트는 39세라는 젊은 나이에 세상을 떠났는

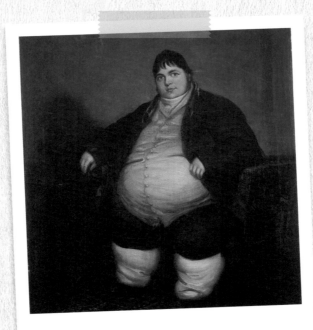

18세기 말 포틀리 젠틀맨으로 불린 대니얼 램버트

데 그의 묘비에는 이렇게 적혀 있었다.

> 돌이켜 보면 레스터의 토박이 램버트는 행복하고 유쾌한 정신의
> 소유자였으며, 거대함으로 치자면 그를 따를 자가 없었다. 램버트
> 를 기리기 위해 친구들이 이 묘비를 세우다.

이렇게 우호적인 글이 담긴 묘비에 한참 후 '뚱보'라는 낙서가 새겨졌다. 시간이 지나면서 램버트에 대한 인식이 극적으로 바뀌었기 때문이다.

우리나라만 해도 1960년대에는 '우량아 선발 대회'라는 행사가 있었다. 이 대회에서는 몸무게가 많이 나가는 오동통한 아기를 1등으로 뽑았다. 당시 우리나라는 형편이 어려워 통통한 아기를 선호했다. 오죽하면 '뱃살은 인품과 비례한다'는 말도 있었을까? 이처럼 비만은 불과 얼마 전까지만 해도 부의 상징이었다. 하지만 요즘은 V 라인이나 S 라인 등 미끈하고 날씬한 사람들을 부러워한다. 이렇듯 미의 기준은 시대에 따라 변한다.

20세기 초 미국에서는 비만한 사람들에게 도덕적 판단이 개입되기 시작했다. 즉 비만을 폭식과 나태함으로 여기기 시작한 것이다. 1912년 행해진 보험 계약자 대상 연구를 통해 체중이 늘면 사망률도 증가하는 것을 알게 되었고 체중이 많이 나가 사망할 가능

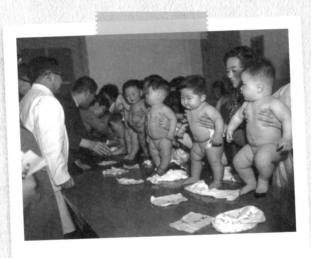

1960년대의 우량아 선발 대회

성이 큰 경우에는 보험료를 더 많이 받아야 하므로 보험회사 입장에서는 당연한 일이었다. 또 다른 계기는 제1차 세계대전이다. 전쟁이 나면 군인을 먹일 식량이 부족해 후방에서는 배급제를 시행한다. 사람들은 뚱뚱한 사람이 배급받으러 나오면 '저 사람은 애국심이 없나 봐. 혼자 다 먹었나 봐'라고 손가락질하기 시작했다. 뚱뚱한 것을 이기적이라 여기고 죄악시하게 된 것이다. 1900년대 초 열풍이 일어난 할리우드 영화산업도 날씬한 몸매에 대한 대중의 열망을 부추겼다.

비만의 정의와 체질량지수

비만은 체내에 과다하게 많은 양의 지방이 쌓여 있는 상태를 말한다. 단순히 체중이 많이 나간다고 비만은 아니다. 세계보건기구 World Health Organization, WHO에서는 많은 지방이 건강에 해를 미칠 때를 비만이라고 규정한다. 비만을 정의할 때 사용하는 척도는 체질량지수BMI, body mass index이다. 체질량지수는 몸무게를 키의 제곱으로 나눈 값이다. 이것은 원래 비만한 사람을 정의하기 위해서가 아니라 영양실조인 사람 가운데 치명적으로 체중이 표준 이하인 사람을 정의하기 위해서 만들어졌는데 현재는 비만의 일반적인 척도로 사용되고 있다.

　서양인과 아시아인에게 적용되는 BMI의 기준은 서로 다르다. 서양인은 25 이상이 과체중, 30 이상이 비만인 반면, 동양인은 23 이상을 과체중, 25 이상을 비만으로 분류한다.

　대한비만학회 〈비만치료지침 2018〉에 따르면 BMI 25~29.9는 1 단계 비만, BMI 30~34.9는 2단계 비만, BMI 35 이상은 3단계 비만 이다. 최근에는 체중뿐만 아니라 허리둘레도 중요하게 여기는데 허리둘레가 증가하면 같은 BMI라 하더라도 비만 관련 질환의 위험도가 증가하기 때문이다. 대한비만학회의 정의에 따르면 남자는 허리둘레 90㎝ 이상, 여자는 85㎝ 이상을 복부 비만으로 본다.

　소아청소년 비만의 판정기준은 성인과 약간 다르다. 우리나라는 2017년 소아청소년 성장도표를 기준으로 연령별, 성별 체질량지수 백분위수를 사용하는데 BMI 85~94 백분위수(6~15%)는 과체중으로, 95 백분위수(5% 이내) 이상을 비만으로 진단한다.

　같은 BMI라도 비만에 대한 판단은 다르다. 근육량뿐 아니라 체격과 골밀도도 고려해야 하고 키와 성별, 나이에 따라 달라지기도 한다. 그러므로 체중이 많이 나간다고 비만이라고 할 수는 없다.

　BMI는 현재 비만을 판정하는 일반적인 척도이지만 한계도 있다. BMI가 같아도 지방 비율은 충분히 다를 수 있다. 민족에 따라 차이가 나타나는 경우도 많다. 폴리네시아에 사는 사람들은 BMI

가 같은 호주 백인보다 비만 정도가 낮은 경향을 보인다. 인도인은 BMI가 같아도 복부 비만인 경우가 많다. 우리나라는 불행히도 인도인과 비슷한 양상이다. 그러므로 BMI의 전반적인 변이를 연구하는 것이 더 유용하지, 수치만 단순하게 비교해서는 안 된다.

세계 최고의 비만 대국, 미국

미국은 세계 최고의 비만 대국이자 비만의 원조 국가로 불린다. 이에 대한 흥미로운 일화가 있다. 디즈니랜드에는 스몰 월드라는 놀이 기구가 있는데 언젠가부터 배가 조금씩 가라앉았다. 그래서 배를 탄 사람들이 표류하는 일이 생기는 등 문제가 끊이지 않았다. 알고 보니 사람들의 체중이 증가하면서 이런 현상이 발생한 것이었다.

미국뿐 아니라 세계 곳곳에서 사람들의 체중이 늘어나 생긴 일화는 많다. 사모아 에어라인은 체중에 따라 차등 요금을 지급하게 하는 정책을 시행하고 있다. 비행기를 타기 전에 체중을 재고 10% 할증요금을 내는 것이다. 미국 유명배우이자 영화 제작자인 케빈 스미스는 체중이 많이 나가서 비행기 안전에 이상이 있다며 탑승을 거부당하기도 했다. 그는 이 사실을 소셜 미디어에 올렸고, 많

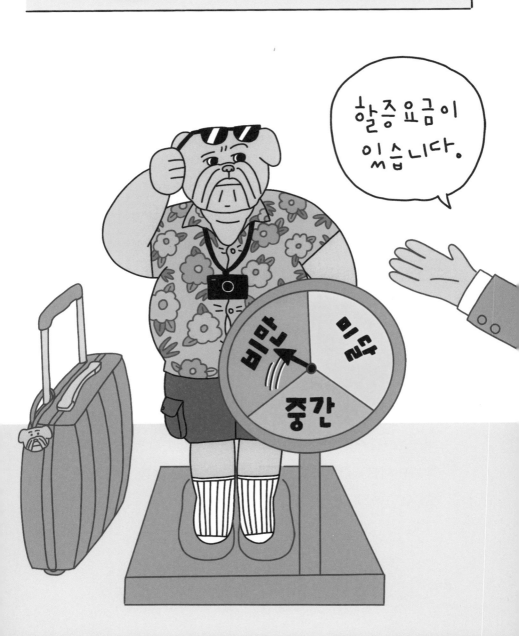

은 사람이 분개했다. 항공사는 사과했지만 이미 엎질러진 물이었다. 그런데 이 사건을 계기로 유나이티드 항공을 비롯한 몇몇 항공사가 비만 승객에게 항공료를 차등 적용하고 있다. 한 여론 조사에 따르면 76%에 해당하는 사람들이 요금 차등 부과에 찬성했다고 한다.

초고도 비만인구가 늘어남에 따라 관의 크기도 바뀌고 있다. 성인 3명 정도는 넉넉히 들어가고도 남을 정도로 큰 관을 파는 회사가 성업 중이기도 하다. 브라질 월드컵 때는 비만인을 위한 특별한 의자가 제공되었다. 화장실 변기도 커지고 아동 비만이 늘어나면서 아동용 카시트도 커졌다. 회전문 규격도 예전보다 많이 커졌다. 비행기 운항에도 연료비가 계속 늘고 있다. 몇 년 전에는 540kg에 달하는 남성을 병원으로 이송하기 위해 중장비가 동원되어 화제가 되었다. 이렇게 너무나 무거운 환자를 위해서는 의료 장비도 달라져야 한다. 이에 따라 휠체어, 구급차, 침상, 수술대, 주삿바늘, MRI나 CT 등 초고도 비만 환자를 위한 특별한 크기의 장비들이 개발됐다.

오죽하면 미국의 공중보건위생국장 리처드 카르모나는 2006년, "비만문제를 어떻게든 해결하지 않으면 조만간 9·11 테러를 비롯한 다른 어떤 테러 공격도 비만 앞에서는 아무것도 아닌 것이 될지 모른다."고 말하기도 했다.

미국 성인 인구 중 BMI 30 이상의 비율은 1980년대부터 급속도로 증가하고 있다. 특히 문제가 되는 것은 병적 비만, 즉 BMI 40 이상의 비율이 급증하고 있다는 점이다. 비율은 상대적으로 낮지만, 증가세가 굉장히 가파르다. 초고도 비만은 여성이 훨씬 높다. 즉 전반적인 비만율은 남성이 높지만, 초고도 비만 비율은 여성이 더 높다. 더 우울한 사실은 소아·청소년 비만율도 굉장히 증가했다는 것이다. 이처럼 비만은 미국에서 사회적으로 큰 문제가 되고 있다.

전 세계적인 비만의 확산

BMI 25 이상 과체중 인구 비율을 보면 전 세계 인구 3분의 1 이상이 해당한다. 무려 22억 명이나 된다. 비만인구가 증가한 시점은 1980년대 이후이다. 우리나라도 2018년 남자 46.3%, 여자 29.7%였던 성인 비만율이 2030년에는 남자 61.5%, 여자 37.0%에 이를 것으로 예측한다. 전 세계적인 비만의 확산을 일컫는 용어로 'globe'와 'obesity'를 합성한 'globesity'라는 말이 새로이 생겼을 정도이다. 한마디로 비만은 이제 전 지구적인 문제다.

왜 이렇게 비만이 느는 것일까? 흔히 생각하는 것처럼 많이 먹고 운동하지 않아서일까? 하지만 비만의 원인은 매우 다양하고 복잡하다. 생물학적 요인, 문화적 요인, 사회적 요인, 기술적 요인, 진화적 요인 등이 서로 얽혀 있다. 비만에 대해 이해하려면 어느 하나만이 아닌 종합적인 접근이 필요하다.

비만이 증가하는 것을 왜 걱정해야 할까? 그야 두말할 필요 없이 건강에 해롭기 때문이다. '비만은 내 몸의 시한폭탄이다!'라는 말이 있을 정도이니 말이다. 뿐만 아니라 비만으로 인한 사회 경제적 비용도 엄청나다.

비만은 전염될 수 있을까?

대표적인 전염병은 중세 유럽을 휩쓸었던 페스트이다. 당시 유럽 인구 약 3분의 1이 페스트로 사망했다. 1918년 스페인 독감은 5천만 명 이상의 희생자를 낳았다. 제1차 세계대전에서 죽었던 사람보다 훨씬 더 많았다. 우리나라도 예외는 아니어서 약 14만 명이 스페인 독감으로 사망했다. 2020년 전 세계를 강타한 코로나바이러스감염증-19도 빼놓을 수 없을 것이다. 이런 감염병의 유행을 '에피데믹epidemic'이라고 부른다. 에피데믹은 본래 급속한 확산, 성장 혹은 전개를 뜻하는 용어로, 감염성 질환, 건강, 질병 등에만 국한해서 쓰이는 말은 아니다.

비만에 처음으로 에피데믹이라는 용어를 쓴 사람은 캐서린 플레갈Katherine Flegal이다. 그는 2006년 《역학사전》에 'obesity epidemic'이란 용어를 사용했다. 즉 예상 이상으로 자주 나타나는 건강 관련 사건을 에피데믹이라고 할 때, 비만 유병률에서 일어난 최근 변화를 보면 실제로 유행성 질환의 특징을 가지고 있다는 것이다. 1980년대부터 일어난 비만 유병률의 증가는 이전 자료로는 예상할 수 없던 것이다. 아무리 봐도 유행성 질환의 양상을 띠고 있다는 해석이다.

이런 경고와 더불어 비만이 전 세계적인 공중보건의 위협이라고 주장하는 비만반대운동이 일어나기 시작했다. 매년 11월 26일을 '비만방지의 날'로 삼아 비만은 건강에 좋지 않고, 비만의 지나친 확산은 우리를 위협하는 아주 위험한 현상이라고 주장한다.

그러나 반대 견해를 가진 사람도 있다. 《비만 신화》라는 책을 쓴 폴 캠포스Paul Campos가 대표적이다. 그는 비만의 유행이라는 개념은 적절치 않으며, 이는 비만에 대한 우려를 부적절하게 키우는 역할을 할 뿐이라고 주장했다. 현대 사회에서 비만의 증가는 그리 극적이지 않고, 그로 인한 건강 문제도 심각하지 않다는 것이다. 비만에 대한 부정적 인식의 대부분은 미의 사회적 기준에 따라 편견 혹은 차별을 반영할 뿐이지, 실제로 사람들이 이득을 얻는 것은 별로 없다고 주장한다. 이런 사람들을 일컬어서 '비만 수용' 진영이라고 한다. 이와 관련된 블로그를 운영하는 사람도 있는데, 영국의 유명 가수 아델도 그중 하나이다. 비만 수용 진영의 주장은 단순하다. 비만에 대한 지나친 위기의식을 강조하다 보면 우리가 의도치 않게 어떤 사람들에게 피해를 줄 수 있다는 것이다. 현재도 비만에 반대하는 진영과 비만을 수용하는 진영 논리가 팽팽하게 맞서고 있다.

우리가 체중에 대해 걱정을 하면 할수록 이득을 보는 사람들이 있다. 대표적인 그룹은 물론 다이어트 산업이다. 건강식품 관련 산업에 종사하는 사람들도 마찬가지이다. 생의학 연구자, 즉 비만연구 종사자, 병원 수익이 늘어나게 될 의료계와 사람들, 제약회사도 마찬가지이다. 의료산업과 제약산업의 입장에서 비만은 이윤을 극대화할 수 있는 가장 이상적인 질병이다. 늘 시달리지만 금방 없어지지는 않고, 효과적으로 치료되지도 않고, 또 의사나 환자나 치료를 위해 꾸준히 달려드는 질병 말이다.

비만에 대한 우려가 사라져야 이득을 보는 산업도 존재한다. 대표적인 것이 패스트푸드 산업이다. 비만의 주범으로 지목받고 있는 패스트푸드 산업은 사람들이 비만에 대해 생각하지 않아야 이득을 본다. 또 다른 것은 바로 청량음료 산업이다.

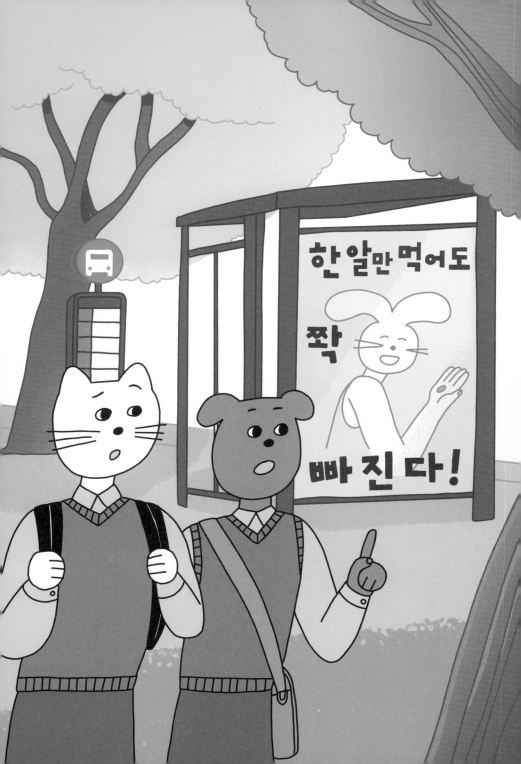

선진국의 급속한 비만 증가율

비만의 전 세계적인 유행에 있어서 1980년대는 매우 중요한 시기이다. 이 시기에 미국뿐만 아니라 다른 선진국에서도 비만인구가 급증했다. 이유는 무엇일까?

1969년부터 1974년까지 재임한 미국의 대통령 닉슨은 식품 가격의 폭등을 막으려고 싼 가격에 대량의 칼로리를 공급하는 정책을 채택했다. 그를 위해 대량 재배가 가능한 옥수수, 콩, 밀 등의 재배를 장려했다. 식품 가격은 내려갔지만, 음식 섭취량은 꾸준히 증가하기 시작했다.

1981년 취임한 레이건 대통령은 규제를 완화하고, 부유층에 대한 감세, 작은 정부를 지향했다. 이때 학교 급식에 대한 보조가 많이 삭감되자 급식의 질은 떨어졌다. 그러자 특히 아동 비만율이 급상승했다. 2016년 현재 미국의 성인 비만율은 약 40%, 만 2~19세 미성년자의 비만율은 약 19%다.

유럽의 비만율은 미국만큼 심각한 양상은 아니었다. 유럽 사람들은 미국 사람들이 자제력이 없어 너무 많이 먹고 방탕한 생활을 한다고 흉을 보기도 했다. 하지만 최근 유럽도 미국을 비난하지 못할 지경에 이르렀다.

프랑스는 날씬한 사람이 굉장히 많다고 잘 알려진 나라다. 프랑스인의 식생활을 살펴보면 영국인이나 미국인 못지않게 포화지방이 많은 식사를 하지만, 심장 질환에 걸리는 비율은 아주 낮다. 이를 '프랑스인의 역설'이라고 한다. 이유를 밝혀내려고 많은 학자가 연구했지만, 정확한 원인은 아직 알아내지 못했다. 프랑스인이 많이 마시는 레드 와인 때문이 아닐까 추측하는 학자들도 있다.

마이클 폴란은 《행복한 밥상》이라는 책에서 프랑스인의 식생활을 이렇게 분석했다. 기름진 요리를 먹는 프랑스인이 미국인보다 날씬한 이유는 접시 하나에 담기는 양이 적고, 더 먹는 것을 꺼리는 문화를 갖고 있기 때문이라는 것이다. 무엇을 먹느냐보다 어떻게 먹는지가 중요하다는 얘기이다. 하지만 그런 프랑스도 최근 비만 인구가 늘고 있다. 특히 아동 비만이 증가했다.

한편 우리나라 성인의 비만율은 1990년대 중반부터 증가하기 시작했다. 2005년 31.3%였던 BMI 25 이상 비율은 2018년 38.5%로 증가했다. 특히 남성의 비만율 증가가 눈에 띄는데, 2005년 34.7%에서 2018년 46.3%로 증가했다. 상대적으로 여성의 비만율은 큰 변화는 없지만, 완만한 증가세를 보이고 있다.

개발도상국의 비만율

비만율의 증가는 개발도상국도 예외는 아니다. 미국보다 시점은 늦지만 역시 2008년의 비만인구는 1980년에 비해 약 3.6배 정도 증가했고 추세는 더 가파르다. 1980년에는 선진국의 비만인구가 더 많았지만, 2008년에는 개발도상국의 비만인구가 선진국보다 더 많다.

대표적인 나라가 멕시코이다. 미국 바로 밑에 있어서 미국의 영향을 아주 많이 받는 멕시코는 식수 사정이 좋지 않아서 청량음료를 많이 마신다. 청량음료의 지나친 섭취가 비만율 증가에 큰 역할을 한 것이다. 브라질도 마찬가지다. 2003년 룰라 대통령이 취임하면서 빈곤방지, 기아추방을 기치로 많은 정책을 펼쳤을 정도로 원래 브라질의 가장 시급한 문제는 기아 해방이었다. 하지만 이제 브라질은 2022년 미국과 비만율이 거의 비슷해질 거라는 예측이 있을 정도로 비만문제가 심각하다. 인도 역시 대도시를 중심으로 비만율이 증가하고 있다. 특히 내장지방의 비율이 높은 인도인은 과체중 유병률에 비교해 높은 제2형 당뇨병 유병률을 보인다. 중국도 마찬가지이다. 중국은 인구가 많으므로 비만인구도 전 세계에서 제일 많다. 중국의 비만율은 최근 10년간 3배 이상 증가했는데, 2014년 비만인구는 9천만 명에 육박해 미국을 제치고 세계 1위를

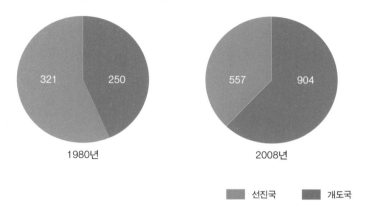

■ **선진국과 개발도상국의 비만 인구 비교**(The Scientific World Journal, 2014)

321   250

557   904

1980년   2008년

선진국   개도국

차지했다.

비만인구가 늘면 제2형 당뇨병이 급증한다. 중국 인구의 약 11%가 당뇨병이고 36%는 당뇨병 전 단계라는 통계도 있다. 당뇨병 발생률은 BMI와 밀접한 관련이 있는데 BMI가 낮을수록 발생률이 낮고, 높을수록 발생률도 증가한다.

인구수와 상관없이 비만율이 높은 나라는 아메리칸사모아, 나우루, 쿡 아일랜드, 토켈라우, 통가 같은 곳이다. 아메리칸사모아의 성인 비만율은 75%에 달한다. 주로 가난한 섬나라들인데, 왜 비만율이 높을까?

개발도상국에서 급증하는 비만은 선진국의 비만 양상과 전혀 다르다. 섬나라 사람들은 고립된 지역에서 자신들만의 생활방식을 지키다 갑자기 서구문물에 개방되면서 적응할 시간도 없이 서구식 식사, 패스트푸드나 가공식품의 공격에 노출되기 때문이다.

날로 심각해지는 소아비만

성인비만율 증가보다 소아비만율의 증가가 더 심각한 문제이다. 전 세계에서 비만 아동은 1975년에 비해 2016년 10배 이상 증가했다. 전 세계 어린이 5명 중 1명이 과체중 또는 비만인 셈이다. WHO에 의하면, 2019년 현재 5세 이하 과체중 및 비만인구는 약 3,800만 명에 달하고, 2016년 현재 5~19세 사이 어린이와 청소년 과체중 및 비만인구는 3억 4천만 명이다.

지방세포의 크기만 커지는 성인 비만과 달리 소아비만에서는 지방세포의 수도 같이 늘어난다. 따라서 소아비만은 성인비만으로 이행할 확률이 매우 높다. 우리가 알고 있는 속설 중 '어릴 때 찐 살은 커서 키로 간다'라는 말이 있다. 근거가 없는 말이다. 어릴 때 비만하면 초기에는 성장이 빨라도 성호르몬의 변화로 성장판이 빨리 닫혀 키가 덜 클 가능성이 더 크다. 어릴 때 비만하면 나이가 들어서도 비만하고, 나이가 들수록 정상체중에서 멀어지는 경향이 있다.

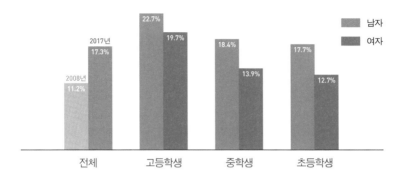

■ 우리나라 소아 · 청소년 비만율의 변화와 남녀 비율(보건복지부, 2017)

우리나라 어린이 비만율도 매년 증가하고 있고, 패스트푸드 섭취율도 증가하고 있다. 특히 고등학생의 패스트푸드 섭취율이 가장 높고 농촌의 비만율이 도시보다 높다.

소아비만의 문제 중 하나는 사춘기를 앞당긴다는 것이다. 우리나라에서는 여자 어린이의 초경이 빨라지는 등 성조숙증이 많이 늘었다. 외국과 비교해도 상당히 빠른 편이다. 원인은 아직 확실하지 않지만, 비만과 상관관계가 높지 않을까 추측하고 있다.

소아비만의 또 다른 문제는 기대 수명이 감소할 수 있다는 것이다. 어쩌면 인류 역사상 현재 세대가 부모 세대보다 오래 살지 못하는 첫 번째 세대가 될 수 있다. 소아비만은 학교 환경과 밀접한 관련이 있는데 미국에서는 2000년대 초반까지만 해도 학교에서 스

넉이나 탄산음료 등을 자판기에서 자유롭게 살 수 있었다. 학교 급
식은 질이 낮기로 악명이 높았고, 일주일에 두세 번 정도는 패스트
푸드 회사에서 직접 학교로 나와 판매할 정도였다.

비만은 가난을 먹고 자란다

　빈부격차도 비만의 원인이다. 우리나라의 비만 유병률은 월평균
가구 소득에 따라 극명한 차이를 보인다. 월평균 가구 소득 300만
원 이상이면 약 20% 정도인 데 반해, 월평균 가구 소득 50만 원 이
하면 무려 47%에 달한다. 2017년에 조사한 고도 비만율도 고소득
층보다 저소득층에서 높고, 여성은 그 차이가 더 벌어진다. 소아·
청소년의 비만율도 마찬가지다. BMI 35 이상의 초고도 비만율은
2002년에 비해 2013년에 3배 이상 증가했다. '비만은 가난을 먹고
자란다'라는 슬픈 비만의 역설이다.

　비만은 이제 부자의 전유물이 아니다. 개발도상국이나 신흥산
업국가에서 생활수준이 향상됨에 따라 처음에는 부자가, 나중에는
가난한 사람이 비만이 된다. 왜 가난할수록 비만율이 높을까? 식단
의 다양화에 많은 돈이 들어가기 때문이다. 가난한 가정은 에너지
를 채우는 게 우선이므로 열량이 높고 값이 싼 설탕, 전분, 기름과

가공식품을 구매할 수밖에 없다. 이런 식사는 '텅 빈 열량'이라고 하는데, 포만감을 줄 뿐 영양공급은 충분치 않다. 즉 '비만은 굶주림을 해결하는 과정에서 생겨난 이 세상의 또 다른 질병'인 것이다.

그렇다고 해서 현대인 모두가 뚱뚱해진 것은 아니다. 비만에 영향을 미치는 것은 문화적 요인, 행동적 요인 등이 있고, 개인의 선택에 따라 달라질 수도 있다. 현대 생활환경이 인간을 비만에 취약하게 만들 수는 있지만, 환경변화에 내성을 갖는 사람도 분명 존재한다. 주의할 것은 부모의 식습관이 태아의 DNA에 영향을 미칠 수 있다는 사실이다. 즉 부모의 생활 습관이 자녀에게 유전될 수도 있다는 것이다.

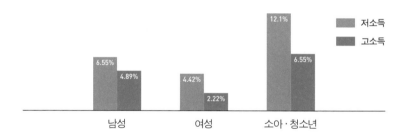

■ 우리나라 소득 수준별 고도 비만율(보건복지부, 2017)

맥도날드는 비만의 주범일까?

2002년 11월 미국에 사는 8명의 청소년이 대표적인 패스트푸드사인 맥도날드를 상대로 소송을 냈다. 맥도날드의 패스트푸드를 수년간 매일 먹었더니 비만에 당뇨병, 고혈압까지 앓게 됐다는 것인데, 변호사는 맥도날드가 이런 악영향을 고의로 알리지 않았다고 주장했다. 또 수십억 달러에 이르는 광고 공세에 허물어진 청소년들이 생각 없이 패스트푸드를 먹어 왔다고 강변했다.

과연 맥도날드가 이들 청소년의 비만의 주범일까? 당시 사람들 대부분은 오히려 소송을 건 청소년들을 비난했다. 자신의 탐식과 방만한 태도를 기업의 책임으로 돌려서 돈이나 뜯어내려는 부도덕한 태도가 아니냐고 말이다.

이렇게 소송이 걸리는 것을 두려워한 정치권이나 식품업체는 다음과 같은 법을 추진했다. '식품소비에 관한 개인책임법', 일명 '치즈버거 법안'이다. 법안 내용은 과식은 개인의 선택이지 법이 결정할 문제가 아니라는 것이다. 패스트푸드 업계의 이익을 옹호하는 법안이었는데, 2005년 상원까지 올라갔지만 결국 통과하지는 못했다.

치즈버거 법안을 추진했던

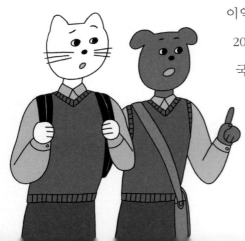

이들의 주장처럼 비만은 개인의 선택일 뿐일까? 맥도날드 매장에 가서 단순히 치즈버거만 주문하는 사람은 드물다. 감자튀김과 콜라를 개별적으로 사는 것보다 싼 가격에 세트 메뉴를 팔기 때문이다. 거창하게 말하자면 세트 메뉴 앞에서 우리는 자유의지를 잃어버릴 수 있다. 패스트푸드 업체의 판매 전략은 치밀하다. 몇 백 원만 더 내면 디저트나 음료 사이즈를 늘려 주고, 우리가 현명한 소비를 한 것 같은 착각에 빠지게 만들기 때문이다.

《식품 정치》를 쓴 미국의 식품영양학자 매리언 네슬Marion Nestle은 이렇게 말했다.

"한 개인이 음식에 대한 사회적 유혹을 의지력만으로 극복하는 것은 불가능하다."

미국의 신경생물학자 에릭 캔들Eric R. Kandel은 '자유 의지가 없다면 행동의 책임을 물을 수 있는가?'라고 인간의 책임을 따졌다.

"빅맥 세트를 고를 때 내 자유 의지대로 고를 수 없었다면, 그 행위의 책임은 나에게 없는 것인가?"

맥도날드 햄버거를 많이 먹으면 정말로 뚱뚱해질까? 미국의 영화감독 모건 스펄록은 한 달 동안 맥도날드 메뉴만 먹는 실험에 나섰다. 그는 패스트푸드점의 술책에 현혹돼 건강한 사람의 몸이 망가져 가는 과정을 그리고 싶었다고 한다. 그는 매일 슈퍼 사이즈 메뉴만 먹고 몸에 나타나는 변화를 관찰했다. 물론 실험에 나서기

전 건강검진으로 자신의 건강에 이상이 없다는 판정을 받았고 이 과정을 영화 〈슈퍼 사이즈 미〉에 고스란히 담았는데 한 달 후 결과는 놀라웠다. 몸무게는 무려 11kg이나 증가했고, 콜레스테롤도 급증했고, 성욕은 감퇴하고, 간 기능도 현저히 떨어졌다. 맥도날드 홍보팀은 그의 행동이 무분별하고 무책임하다고 거센 비난을 퍼부었다.

하지만 이 영화를 계기로 사람들이 지나친 패스트푸드 섭취의 위험성을 자각하게 되었다. 우연인지 몰라도 〈슈퍼 사이즈 미〉 개봉 후 맥도날드 체인점에서 슈퍼 사이즈 메뉴가 사라졌다. 메뉴판에는 샐러드와 신선한 과일이 등장했다. 분명 긍정적인 변화이기는 하다. 하지만 맥도날드에 샐러드를 먹으러 가는 사람이 얼마나 될까?

여전히 맥도날드는 빅맥의 판매로 큰 수익을 올리고 있다. 만약 거대 식품기업이 만들어서 판매하는 식품 때문에 비만이 생겼다면, 그 책임은 누구에게 있을까?

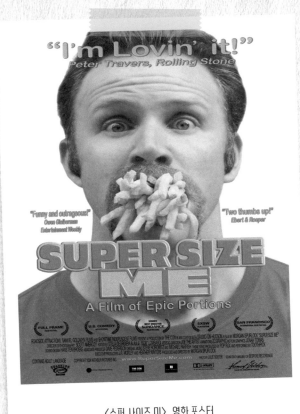

〈슈퍼 사이즈 미〉 영화 포스터

아기는 왜 통통할까?

연구에 의하면 아기는 포유류 신생아 중 두 번째로 체지방 비율이 높다. 체지방 비율 1위인 두건물범의 수유 전략은 매우 독특하다. 수유 기간이 4일 정도에 불과한데, 모유의 60%가 지방이다. 4일 동안 새끼는 체중이 2배 이상 증가하고, 어미는 떠나버린다. 새끼는 아무것도 먹지 않고 지방을 에너지로 사용하면서 성장하고, 혼자 살아나갈 힘을 기른다.

반면 인간의 모유는 지방량이 3~4%밖에 안 된다. 대신 짧으면 4개월, 길게는 2년까지 오랫동안 그리고 많은 양을 자주 먹는다. 하지만 묽은 모유의 특

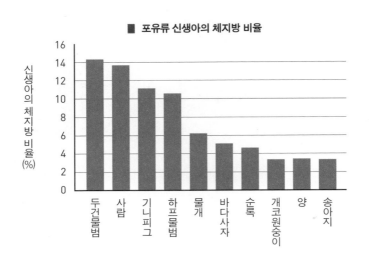

■ 포유류 신생아의 체지방 비율

성상 신생아의 뇌 성장을 유지하기에는 부족하다. 나머지는 아기가 갖고 태어난 지방으로 뇌의 성장과 유지를 충당한다. 아기는 에너지의 50% 정도를 뇌의 대사에 이용하는데, 이는 새끼침팬지의 3배 정도이다.

아기의 뇌는 첫 3개월 동안 하루에 1% 정도씩 성장한다. 태어난 직후에는 성인 뇌 용량의 33%에 불과하지만 3개월 후가 되면 55%에 달할 정도로 빠르게 성장한다.

신생아는 태어난 뒤 3개월이란 비교적 짧은 시간 동안 뇌를 빠르게 성장시켜야 하므로 이에 따른 대사적 요구도 증가한다. 이 대사적 요구가 바로 지방에 대한 식욕과 지방조직의 저장능력을 증가시키는 것으로 나타난다. 즉 체지방 비율이 높은 이유는 바로 뇌를 성장시키기 위한 것이다.

두 번째 이유는 질병으로부터 보호받을 수 있기 때문이다. 아기는 면역계가 채 발달하지 못한 상황이기 때문에 장염 같은 감염성 질환에 쉽게 걸릴 수 있다. 장염에 걸리면 잘 먹지도 못하고 설사도 자주 하는데, 많은 양의 지방을 저장하고 있으면 보호를 받을 수 있다.

또 엄마의 모유에는 유인원의 모유보다 면역 기능성 분자, 면역 글로불린 등 항균분자가 더 많이 들어 있다. 즉 감염성 질병으로부터 보호받을 수 있는 또 하나의 장치가 모유에 있는 셈이다.

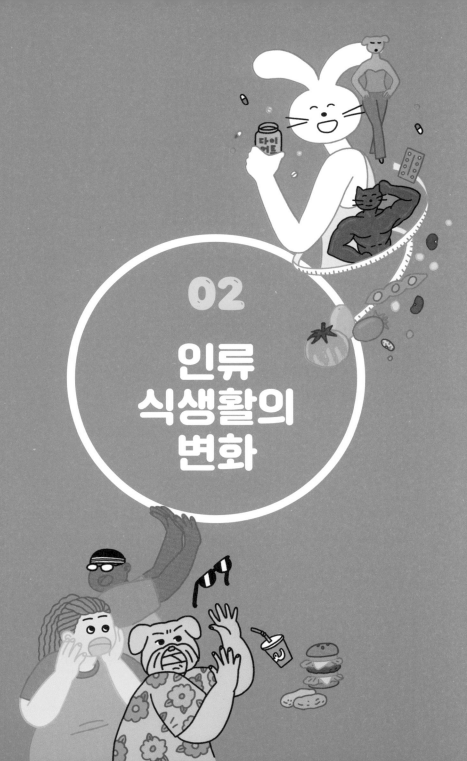

02

인류
식생활의
변화

인류의 식습관을 바꾼 두 번의 혁명

오랜 세월 수렵과 채집을 통해 먹을거리를 구하며 지구상에서 살아온 인류의 식습관에는 두 번의 혁명이 있었다. 첫 번째는 농경의 시작이다. 농사를 지으면서 인간의 식생활은 크나큰 변화를 맞이했다. 두 번째는 산업혁명의 도입과 더불어 시작된 현대식 식사의 시작이다.

구석기 시대에는 수렵과 채집으로 연명했다. 식단으로 보자면 식물성과 동물성이 합쳐진 아주 다양한 음식이다. 불을 사용하면서 더 많은 먹을거리가 생겼다. 비록 수명은 짧았지만 영양상태는 나쁘지 않았을 것으로 추측한다. 구석기인의 골격은 농경인보다 훨씬 더 크고 튼튼했다.

농경은 신석기 시대에 중동 초승달 지역에서 시작됐다. 농사를 짓기 시작하면서 다양하던 식단이 굉장히 단순하게 바뀌었다. 수렵과 채집을 통해서 얻은 다양한 먹을거리에서 밭 곡식류 및 옥수수 같은 탄수화물 위주로 바뀐 것이다. 농업의 발전에 따라서 여유 농산물이 생겼을 것이고, 문명이 발전했다. 각 문명의 발상지를 보면 주로 재배했던 작물이 조금씩 다르다. 메소포타미아의 보리, 인더스 강의 밀과 보리, 중국의 쌀 등 지역마다 특별히 많이 길렀던 농산물이 있었다. 농경사회의 식생활은 대부분 도정이 덜 된 거친 것들로, 우리가 흔히 얘기하는 통곡물 위주의 식단이었을 것이다. 또 야생동물을 가축화하면서 농사를 짓는 데 이용하고 잡아먹기도 했다.

인구가 폭발적으로 증가하면서 질병이 늘었고, 전 세계적으로 다양한 요리방법이 각 문화권마다 도입됐다. 흉년과 풍년이 주기적으로 반복되면서 궁핍과 기근의 시대와 상대적으로 풍족한 시대가 반복되는 양상을 보였다. 수렵의 중요성이 상대적으로 감소했고, 초기 농경인의 골격은 구석기인보다 작아졌다. 이 골격이 다시 회복되기까지 상당히 오랜 시간이 걸렸다.

드디어 산업혁명이 시작되면서 인류의 식생활에 또 한 번 혁명적인 변화가 찾아왔다. 농업기술이 급격하게 발전하고, 농기계가 도입됨에 따라 수확량이 많이 늘었다. 농촌의 남아도는 인력이 도시로 몰려들었고 산업화를 촉진했다. 20세기에는 고도로 정제된 탄수화물을 손쉽게 소비하는 형태로 변했다. 이것이 바로 음식의 산업화, 즉 서구식 식사의 시작이다.

가공식품과 더불어 정제곡물이 등장했다. 농작물을 대규모로 단일 재배하게 되면서 화학비료의 사용은 필수였다. 당과 지방 등 값싼 칼로리가 과잉 생산되면서 사람들의 칼로리 소비가 늘어났다. 식단의 다양성은 크게 감소했다.

이렇게 서구식 식사가 도입되면서 이를 도입한 지역에서 만성

질환의 발생률이 증가했다. 미국의 영양학자 배리 팝킨이 쓴《세계는 뚱뚱하다》에는 '문명의 질병'이라는 용어가 나온다. 많이 가공해 비타민이나 미네랄, 섬유질이 제거된 쌀, 밀, 옥수수 등의 곡물을 주로 먹는 결과 생긴 질병을 말한다. 이는 바로 현대 음식물의 탄생, 즉 서구식 식사의 탄생과 궤를 같이한다. 문명의 질병이라는 용어는 '서구병'이라는 용어로 대체되어 쓰인다.

서구병은 서구식 식사와 관련된 비만이나 당뇨병, 심혈관 질환 등을 포함한 일련의 만성질환이다. 아프리카에서 원주민과 같이 일한 슈바이처 박사, 역시 아프리카에서 일하며 서구병이라는 용어를 최초로 쓴 데니스 버킷, 에스키모와 함께 래브라도에서 한동안 살았던 새뮤얼 허튼은 서구식 식사를 받아들이면서 원주민에게 서구병이 확산되는 것을 관찰했다. 원주민들은 정제된 밀가루와 설탕, 각종 가공음식을 먹으면서 서구병이 증가하기 시작했다.

클리블랜드의 치과의사 웨스턴 프라이스는 현대식 식사가 확산하던 20세기 초에 치과를 운영했다. 사람들에게 치과질환이 급속히 늘어나자 프라이스는 현대식 식단에 강한 의문을 품고 현대식 음식에 노출되지 않은 고립된 대조 집단을 찾아다녔다. 남미와 유럽 오지 마을 부족을 찾아 원주민의 치아 상태를 조사했다. 양치질은 물론, 생전 치과 의사를 만난 적도, 칫솔을 사용한 적도 없는 그들의 치아는 누르스름하고 푸르스름한 점액질로 덮여 있었지만,

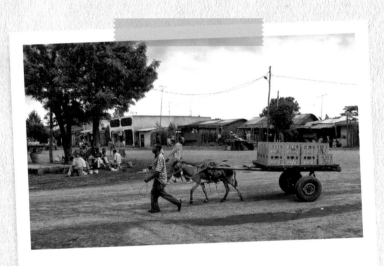

서구병의 원인이 되는 청량음료 ⓒ Rod Waddington

그 밑에 매우 건강한 치아를 가지고 있었다. 그는 현대식 식사가 치과 질환이 늘어난 원인일 수도 있겠다는 결론을 내렸다.

건강을 해치는 식습관

배리 팝킨은 《세계는 뚱뚱하다》에서 현대인의 건강을 해치는 식습관으로 간식 먹기, 주말에 먹는 음식들, 음식의 대형화, 슈퍼 사이즈와 세트 메뉴의 등장, 외식문화의 확산 등을 꼽았다.

특히 음식의 대형화에 혁혁한 공을 세운 사람은 바로 데이비드 월러스타인이다. 1960년대 말 텍사스에서 극장을 운영하던 그는 팝콘이나 콜라의 양을 두 배로 제공하고 가격은 조금만 올리는 전략을 통해 엄청난 매출 상승을 끌어냈다. 그는 후에 맥도날드 마케팅 디렉터로 일하면서 슈퍼 사이즈 메뉴를 도입하기도 했다. 실제로 1970년대의 음식 크기와 2007년의 음식 크기를 비교해 보면 굉장한 차이가 있다. 세트 메뉴를 사는 고객은 현명한 소비를 한 것 같다고 생각하지만 결국 열량폭탄으로 살이 찔 뿐이다.

음식중독

　우리 뇌의 행복 물질 중에서 음식중독과 관련이 있는 것이 바로 세로토닌과 도파민이다. 행복 호르몬으로 알려진 세로토닌이 줄어들면 기분이 나빠지고, 강박적인 행동이 나타난다. 특히 만성적인 스트레스 상황에 부닥친 사람들은 세로토닌이 줄어들어 단 음식을 찾게 된다. 혈당을 빠르게 올리는 단 음식은 세로토닌 분비를 자극해서 기분이 좋아지게 만들기 때문이다. 하지만 효과는 일시적이라 계속 먹게 된다. 세로토닌 수치는 포만감과도 관련이 있다. 세로토닌이 감소하면 포만감이 감소하고 평소보다 많이 먹어야 비슷한 포만감을 느끼게 된다.

　도파민은 긍정 호르몬이라고 부르는데, 롤러코스터를 타거나 패러글라이딩을 하는 등 긴장감이 넘치고 도전적인 상황에서 분비된다. 어떤 자극에 대해 아주 강력한 보상을 제공하는 것이 바로 도파민이다. 마약이나 고당질, 고지방 음식 등은 짧은 시간에 도파민을 상승시켜 보상 효과를 유발한다. 하지만 일시적으로만 효과가 있어 시간이 지나면 다시 결핍 상태가 되고, 결국 다시 찾게 된다. 도파민은 우리 뇌의 쾌락 중추에 작용하기 때문에 도파민이 적절히 유지되면 인생을 매우 즐겁다고 생각한다. 반면 도파민 수치가 떨어지면 우울한 감정에 빠진다.

도파민과 세로토닌 수치를 높이는 것이 바로 과식을 부추기는 달고, 짜고, 기름진 가공식품이라는 주장이 있다. 데이비드 케슬러는 《과식의 종말》이라는 책에서 비만의 원인인 과식을 부추기고 중독에 빠지게 하는 것은 식품산업이라고 지적한다. 그들은 설탕, 소금, 지방이 절묘하게 조합된 가공식품을 만들어 소비자에게 판매한다. 이것을 먹으면 뇌의 쾌락 중추가 자극되는 경험을 하게 되고 그 즐거운 경험을 잊지 못해 다시 또 가공식품을 찾게 되고, 결국 중독에까지 이를 수 있다는 것이다.

중독은 다음과 같은 네 가지 요인을 갖춰야 한다. 첫 번째는 갈망이다. 음식을 섭취하고자 하는 강렬한 충동을 말한다. 갈망은 전에 먹어 봤더니 좋았다는 일종의 학습 효과이다. 초콜릿을 먹었던 과거 기억을 도파민 신호가 강화하고, 그 경험을 기초로 미래의 의사 결정을 내리는 것이다. 두 번째, 중독은 내성이 생기기 쉽다. 내성은 반복 투여 혹은 장기 투여 시 약물의 효과가 줄어드는 현상을 말한다. 같은 효과를 얻으려면 그 물질을 더 많이 필요로 한다. 세 번째는 금단 증상이다. 약물을 끊었을 때 나타나는 정신적, 육체적 이상 증상을 말하는데 중독성 물질을 중단하면 금단 증상이 나타난다. 네 번째는 나쁘다는 걸 알면서도 다시 찾는 악순환의 반복이다.

음식중독의 진단 기준은 다음과 같이 정리할 수 있다. 음식 섭취의 시작, 중단, 섭취량 조절 등 식사 행동을 조절하는 능력에 문제가 있음을 느끼고, 음식 때문에 중요한 활동에 제약을 받는 경우가 있으며, 음식 때문에 분명한 손해를 봤음에도 음식에 대한 탐닉을 계속하게 되는 경우다. 아직은 그 정확한 정의와 진단 기준에 대해 논란의 여지가 있지만, 음식중독이라는 말이 있다는 사실 자체가 매우 슬픈 일이다.

음식은 우리 생존에 필수적이다. 음식을 먹는 것은 즐거운 경험이어야 한다. 먹는 즐거움을 잊어버린 다이어트는 성공할 확률이 매우 낮다. 음식에 대한 인식의 전환이 필요할 때가 아닌가 생각해 볼 필요가 있다.

청량음료의 유혹

전 세계적으로 사랑받는 코카콜라! 1950년에는 〈타임〉지 표지 모델로 코카콜라가 등장했을 정도이다. 당시 10초에 12만 6천 명에 달하는 사람이 코카콜라를 마셨다고 하니 엄청난 양이다. 제2차 세계대전에 참전했던 군인에게 코카콜라는 최고의 선물이었다. 코카콜라는 원래 애틀랜타의 약제사인 존 펨버튼이 1886년 두통약으로 개발한 일종의 자양강장제였다. 코카나무 추출물에 콜라나무

열매의 향과 알코올을 더해서 만들었고 2년 후 아사 캔들러가 코카콜라를 넘겨받아서 발전을 거듭해 오늘날에 이르렀다.

미국의 1인당 연간 청량음료 소비량이 무려 216ℓ라고 하니 청량음료 사랑이 어느 정도인지 알 것 같다. 콜라를 비롯한 청량음료를 마시면 카페인과 설탕 때문에 잠시 우리 기분이 좋아진다. 문제는 설탕이 너무 많이 들어 있다는 것이다.

당류는 단당류와 이당류로 나뉜다. 단당류는 포도당, 과당, 갈락토스 등을 포함하고 설탕, 맥아당, 유당 등은 이당류이다. WHO는 가공식품 당류 권장 섭취량을 하루 섭취 열량의 10% 이내로 제한했지만, 2015년에는 5% 아래로 줄일 것을 권고했다. 하루 섭취하는 열량의 10% 이상을 가공식품 당류로 섭취하는 사람은 10% 미만으로 섭취하는 사람보다 비만(1.39배), 고혈압(1.66배), 당뇨병(1.41배)의 위험도가 더 높다.

2016년 식약처 조사에 의하면, 우리가 무심코 먹는 가공식품에는 상당히 많은 양의 당이 함유되어 있다. 무설탕음료라고 해서 안심할 것도 아니다. 설탕을 첨가하지 않은 무설탕음료에는 액상과당이나 올리고당이 들어 있는 경우가 많다. 액상과당은 옥수수에서 추출한 것으로 설탕보다 더 강한 단맛을 내는 물질이다. 다이어트 음료에는 설탕이 없지만, 설탕보다 매우 강한 단맛을 내는 인공감미료가 들어있다. 인공감미료는 유명한 사카린을 비롯해 사이클

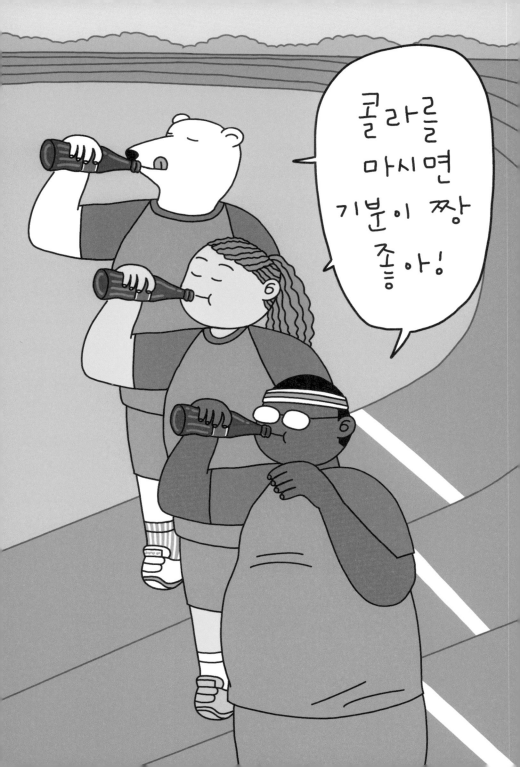

라메이트, 아스파탐, 아세설팜K, 수크랄로스 등이다. 칼로리는 매우 낮으나 논란은 여전히 계속되고 있다. 체내 호르몬 반응을 교란할 수 있다는 주장도 있다.

청량음료가 조기사망의 위험을 높일 수 있다는 연구 결과가 2018년 미국 내과학회지에 발표됐다. 한 달에 1잔 이하의 청량음료를 마시는 사람들에 비교해 하루에 2잔 이상 마시는 사람들은 사망 위험이 17% 이상 높고 조기사망률도 8% 이상 높다는 것이다. 그리고 가당음료의 섭취가 암 발병률을 높인다는 연구 결과도 발표됐다.

외식 문화의 확산

바쁜 현대인을 위해 외식문화가 확산했다. 맞벌이 가정의 증가도 외식문화 확산에 한몫했다. 우리나라 맞벌이 가구 비율은 2018년 현재 전체의 약 46% 정도이다. 식구, 즉 같이 밥 먹는 사람의 의미가 가족에서 친구나 직장 동료로 변하고 있다. 간편하게 외식을 자주 하다 보니 오랜만에 만나 같이 밥을 먹어도 가족 간에는 식사 중 대화가 부족하다.

최근에는 가정에서도 즉석 간편식을 많이 이용한다. 요즘 아이들은 '비비고'가 키운다는 말이 있을 정도다. 시간 부족이 우리의 음식 선택에 가장 큰 영향을 미치는 것이다. 외식 때문에 하루 열량 섭취량, 지방이나 나트륨 등의 섭취량이 늘면서 비만도 증가했다.

세계를 점령한 패스트푸드

세계 어디를 가든 패스트푸드 가맹점을 쉽게 만날 수 있다. 패스트푸드가 세계를 점령했다는 말이 실감나는 세상이다. 패스트푸드의 대표적인 세 가지 특성은 무엇일까?

첫 번째는 빨리 나오고 손쉽게 접근할 수 있는 편의성이다.

두 번째는 맛이다. 사람들은 대부분 패스트푸드를 맛있다고 느낀다. 심지어 동물도 패스트푸드를 주면 매우 좋아한다. 패스트푸드는 왜 맛있을까? 가공음식의 삼총사는 지방, 설탕, 소금이다. 인류가 예전부터 귀하게 여겨 온 성분 세 가지를 적절히 조합하면 사람들이 저항할 수 없는 맛이 탄생한다. 따라서 패스트푸드는 우리 인간의 진화적인 단추를 눌러서 탄생한 음식이라고 말할 수 있다.

세 번째는 적당한 가격이다. 패스트푸드는 다른 음식보다 싼 편이다. 하지만 가난한 나라에서 패스트푸드는 여전히 일부 계층만 접근할 수 있는 비싼 음식이다. 2007년 '빅맥의 비용과 과체중자의

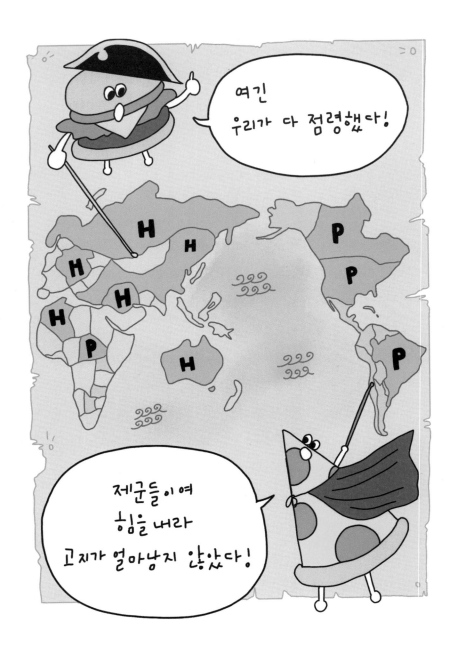

비율'이라는 조사가 있었다. 빅맥을 사기 위해 필요한 노동시간과 과체중자 비율을 조사한 것인데 노동시간이 길면 길수록 과체중자 비율은 감소한다는 재미있는 결과가 나왔다.

그런데 패스트푸드는 진짜 쌀까? 값싼 음식에는 숨겨진 비용이 있다.

패스트푸드는 생각하고 먹는 음식이 아니다. 패스트푸드 산업은 치밀한 광고와 판매전략을 취한다. 패스트푸드 산업이 가장 사랑하는 대상은 바로 어린이다. 햄버거 가게에 어린이를 위한 놀이 공간이 있는 이유는 아이들을 불러모으기 위함이다. 아이들은 부모를 데려오고, 부모는 돈을 가져오니까. 아마도 장난감이 들어 있는 해피밀 세트를 사달라고 부모를 조르지 않았던 아이들은 별로 없을 것이다.

패스트푸드가 우리를 편리하게 한 사실은 부인하기 어렵다. 하지만 문제점도 분명히 있다. 세계인의 맛과 조리법을 표준화하고 미각을 동질화하는 것이다. 이른바 '맛의 세계화' 혹은 '노예화'라고 표현하는 사람도 있다. 그리고 가장 큰 문제는 음식을 통해 나타나는 다양한 문화를 없앤다는 점이다.

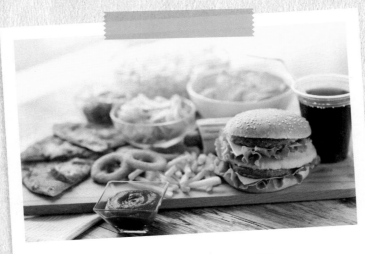

치밀한 광고와 판매전략을 취하는 패스트푸드

비만문제가 개발도상국에서 더 심한 이유

식생활의 변화로 생기는 폐해는 개발도상국에서 훨씬 심하다. 그 결과 현재 비만인구는 선진국보다 개발도상국에 더 많다. 서구 국가에서는 산업혁명 이후 도입된 다양한 변화에 사람들이 적응할 시간적인 여유가 있었다. 하지만 개발도상국에서는 매우 급격하게 변화가 나타났다. 그들의 식생활이 변한 것은 비교적 짧은 시간이었다. 식단뿐만 아니라 식품이 생산되는 방식, 배분되는 방식, 소비되는 방식까지 완전히 급격하게 바뀌었다.

왜 선진국이 개발도상국에 심각한 영향을 미치게 된 것일까? 바로 선진국 국내 시장의 포화상태 때문이다. 선진국들이 국내 시장을 더 키우기 어렵자 해외로 눈을 돌리게 됐다. 미국의 경우 2000년대 후반 외식 시장의 성장세가 둔화하면서 해외에서 활로를 찾기 시작했다. 중국, 브라질, 인도 등 인구가 많은 해외 시장으로 활발하게 진출했고 그때부터 개발도상국의 비만인구가 급증하기 시작했다. 생활은 매우 풍요해졌지만, 편리함에는 비만의 확산이라는 대가가 따를 수밖에 없었다.

영양 보충제를 먹는 사람들은 더 건강할까?

  현대인들은 영양 보충제를 많이 먹는다. 부족한 영양소를 영양제로 무마하려는 심리도 크다. 영양 보충제에 관련해서는 좋은 소식과 나쁜 소식이 있다.

  좋은 소식은 영양제를 먹는 사람들은 대개 먹지 않는 사람보다 건강하다는 것이다. 나쁜 소식은 그것이 영양제 때문이 아닐 수도 있다는 사실이다. 지금까지 시행된 영양 보충제의 효과를 검증한 연구는 유의미한 상관관계를 보인 것이 거의 없다. 그렇다면 영양 보충제를 먹는 사람들은 왜 더 건강할까? 영양제를 먹는 사람들은 교육을 더 받았고, 경제적으로 풍족하며, 더 건강에 관심이 크기 때문이다.

  우리가 흔히 알고 있는 '〈타임〉지가 선정한 세계 10대 슈퍼 푸드'라는 것도 사실은 '강력한 효과를 내는 10가지 음식'이라는 기사가 과장된 것이다. 기사 본문에는 슈퍼 푸드라는 말이 어디에도 언급되지 않는다. 음식에 질병예방 효과가 있다고 해서 보충제로 활용해도 좋다는 것은 아니다. 하버드 의대 교수인 조앤 맨슨JoAnn Manson은 "음식은 매우 복잡하다. 항산화제, 파이토 케미컬, 섬유질이 개별적이 아닌 복합적으로 건강에 도움이 되는 것이다."라고 주장했다. 어떤 하나의 성분만 영양제로 추출해서 복용한다고 건강에 도움을 주는 것은 아니라고도 말한다.

  토마토에는 항산화제로 건강에 좋다고 알려진 리코펜이 많다. 하지만 리코펜을 추출해서 약으로 먹으면 별 효과가 없다. 토마토의 긍정적인 효과가 반드시 리코펜 때문만은 아니라는 말이다. 미국 국립 암연구소와 핀란드 국립 보건복지연구소에서 1985년부터 1993년까지 남성 흡연자를 대상으로 5~8년간 시행한 연구를 보면, 베타카로틴과 비타민 E라는 항산화제를 복용한 그룹의 폐암 발병률과 전체적인 사망률 등이 증가한다는 것을 발견했다. 이처럼 항산화제는 양날의 검이 될 수도 있다. 다시 한 번 과유불급이라는 사자성어를 생각하게 된다. 하나의 음식에는 수많은 화학물질, 영양성분이 들어 있다. 이들이 복잡한 상호작용을 통해서 어우러지고 인체에 유익한 효과를 나타낼 뿐인 것이다.

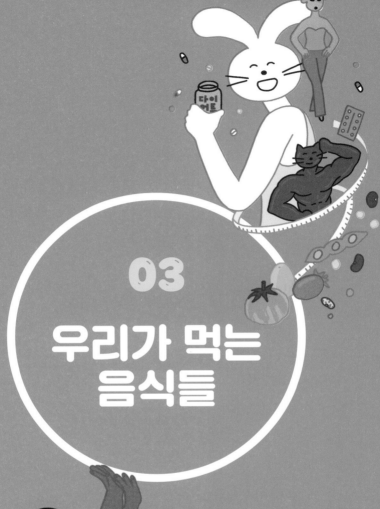

03

우리가 먹는
음식들

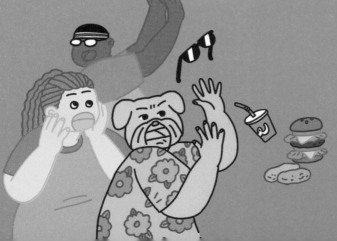

잡식동물의 딜레마

　인간은 식물이든 고기든 버섯이든 거의 모든 것을 먹을 수 있지만, 어떤 음식이 좋고 어떤 음식이 나쁜지 알아내는 본능적인 감각은 거의 없다. 무엇이든 먹을 수는 있지만, 무엇을 먹어야 할지 어떻게 알 수 있을까? 우리는 어떤 기준으로 음식을 골라야 할까?

　프랑스의 유명한 미식가 브리야 사바랭은 동물이 먹는 행위와 사람이 먹는 행위를 다음과 같이 구별했다.

　　동물은 '먹이'를 먹고, 사람은 '식사'를 한다.

　우리는 살기 위해서 늘 먹어야 한다. 그런데 상당히 오랫동안 식사하는 행위를 어떤 전문가의 도움 없이도 알아서 잘해 왔다. 바로 '문화'를 통해서다. 어떤 사회나 민족이건 고유한 음식 문화가 있다. 우리는 음식문화를 통해 누구와 언제 어디서 무엇을 어떻게 먹을지 결정해 왔다. 음식문화의 수호자! 바로 우리 어머니이다. 어머니는 그 어머니의 어머니로부터 전통을 물려받았다.

　하지만 최근 어머니의 음식문화에 대한 권위가 점점 상실돼 가고 있다. 그 권위는 영양학자나 요리사, 저널리스트 등에게 넘어갔다. 이들은 신문과 방송 등 매체에서 몸에 좋은 음식과 조리법 등을 설파한다. 이들의 조언이 음식을 선택하는 데 기본인 세상이 됐다.

마이클 폴란은 그의 저서 《행복한 밥상》에서 '엄격히 말해서 현재 우리가 먹고 있는 것의 대부분은 결코 음식이 아니며, 우리가 음식을 먹는 방식 역시 실제로는 전혀 식사라고 할 수 없다'라고 주장한다. 우리는 마트에서 수많은 가공식품을 접하는데 폴란의 주장에 따르면 이런 가공식품이 전통적인 의미에서는 결코 식품이 아니라는 것이다. 폴란은 이런 질문을 던진다.

"내가 먹는 음식은 어디서 생겨났는가?"

이 질문은 다음과 같이 바꿀 수도 있다.

"이렇게 엄청나게 많은 선택의 기회 앞에서 우리는 어떤 어려움을 겪고 있지는 않을까? 엄청난 풍요로움 속에서 과연 내가 안심하고 먹을 수 있는 것은 무엇인가? 즉 잡식동물의 딜레마에 빠지지는 않는가?"

우리가 음식을 먹는 행위는 단순히 현재의 식사 행위에 그치지 않는다. 그 안에는 우리가 살아온 과거, 우리가 살아갈 미래가 담겨 있다. 어떤 면에서는 종교적, 문화적 그리고 사회적인 표현을 담고 있기도 한다.

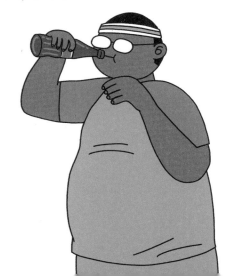

광우병 사태에서 얻은 교훈

그렇다면 우리는 얼마나 나쁜 음식들을 많이 먹고 있을까?

2008년 우리나라를 휩쓸었던 광우병 사태가 아직 기억 속에 남아 있다. 정부가 미국산 소고기를 수입하려는 협상에 나서면서 많은 국민이 촛불을 들고 광화문에 모였다. 사람들이 걱정한 것은 바로 먹을거리의 안전성이었다. 미국산 소고기에 광우병 걸린 소의 고기가 섞여 있을 수 있다는 우려 때문이었다. 정부나 과학자들의 설명으로는 광우병에 걸릴 확률이 낮았다. 어떤 학자는 홀인원을 하고 벼락에 맞아 죽을 확률보다 낮을 것이라며 대중을 안심시키고자 했다. 그러나 대중은 믿지 않았다. 이미 광우병으로 피해를 본 사례를 알고 있었기 때문이다.

광우병은 학술용어로 '소해면상뇌증'이라고 한다. 말 그대로 뇌에 스펀지처럼 구멍이 숭숭 뚫리는, 현재 치료법이 없는 매우 치명적인 병이다. 광우병은 1986년 영국에서 최초로 발견됐다. 불과 5년 만에 영국의 모든 소고기 산업을 거의 붕괴시킬 정도로 확산했다. 1995년 최초의 인간 광우병 환자가 발생했고, 스위스, 프랑스에 이어 전 세계로 퍼졌다. 인간 광우병을 '변종 크로이츠펠트-야콥병'이라고 한다. 소에게 발생했던 광우병과 유사한 형태의 신경퇴행성 질환으로, 말 그대로 환자의 뇌를 공격해 스펀지처럼 만들어 버린다.

광우병은 왜 발생했을까? 소는 원래 초식 동물인데 영국에서는 소의 사료에 몰래 다른 성분을 넣었다. 죽은 소를 그냥 버리기 아까우니까 도축장에서 나온 소의 부산물을 사료에 섞어 소에게 다시 먹인 것이다. 그래서 유럽에서는 수많은 소가 도살됐고, 소각됐다. 덴마크에서는 죽은 소를 연료로 하는 발전소까지 생길 정도였다. 사람들은 공포에 떨었고 자신들이 먹고 있던 값싼 소고기가 어떻게 생산되는지 아는 계기가 됐다.

2005년 의학저널 《랜싯》에 광우병은 사람 탓이라는 흥미로운 가설이 실렸다. 광우병이 동물이 아닌 사람 사체에서 기원했을 수도 있다는 것이다. 즉 광우병은 질병에 걸린 인간 시체가 섞인 사료를 먹고 자란 영국산 젖소에서 처음으로 시작됐을 수 있다는 가능성이었다. 당시 영국에서는 동물 사료로 사용할 뼈 등을 외국에서 수입했다. 인도나 파키스탄 등에서는 사람이 죽으면 화장을 하는데, 가난한 계층에는 땔감이 부족해 충분히 타지 못한 시신들이 많았다. 이런 잔해물이 동물 뼈에 섞여 들어가게 되었고 그것이 수입 사료에 섞여 영국에 도착했다는 것이다. 소의 사체로 만들어진 사료에 섞인 해면상뇌증에 걸린 사람의 뼛가루를 먹고 소들이 광우병에 걸렸다는 말이다. 완벽히 입증되지 않은 가설이지만, 이러한 일련의 사건으로 사람들은 정말 먹을거리가 안전한지 우려하게 됐다. 그리고 안전한 먹을거리를 어떻게 확보해야 할지 고민하기 시작했다.

2016년 우리나라에서도 햄버거를 먹은 어린이가 신장 기능을 대부분 상실한 끔찍한 일이 있었다. 햄버거 패티에 있었을 수도 있는 병원성 대장균 때문이다. 피해 어린이의 부모가 햄버거 업체를 고소했지만, 업체 책임이 인정되지는 않았다. 인과관계를 명확하게 밝히기 매우 어려웠기 때문이다.

어쨌든 우리는 먹을거리에 대한 큰 걱정 속에 살고 있다고 해도 과언이 아니다. 날로 복잡해져 가는 현대 음식 생산 체제 안에서 우리 소비자는 무기력한 존재일지도 모르겠다. 정말 우리가 먹는 음식이 어디서 오는지 정확히 알 수 있을까? 과연 안전하게 먹을 음식이 남아 있는 걸까.

유전자변형식품

인간은 전통적으로 우수한 형질의 식물품종을 얻으려고 노력해 왔다. 병에 약하지만 맛이 좋은 벼와 병에 강하지만 맛이 없는 벼를 수세대 교배해 병에 강하고 맛좋은 형질을 가진 벼를 만드는 것이 선택적 교배이다. 반면 유전자 재조합 기술을 이용하면 병에는 약하지만 맛이 좋은 벼에 병에 강한 배추 유전자를 넣어줄 수 있다. 우리가 원하는 특정형질을 얻으려고 다른 생명체에서 추출한 유전자를 직접 해당 생물의 게놈에 넣어 주는 것이다. 유전자 재조합 기술의 목표는 어떤 생물체에 새로운 유전 특성을 도입해 그 유용성을 증대하는 것이다.

이렇게 유전자가 변형된 생명체를 GMO genetically modified organism 라고 한다. 전통적인 교배로는 절대 만들어질 수 없는 새로운 생명체다. 상업용 GMO에 사용되는 특정 유전자의 기능은 대표적으로 두 가지가 있는데 하나는 제초제 저항성, 즉 제초제를 뿌려도 잘 죽지 않는 기능이고 다른 하나는 살충성, 즉 병해충이 침입해도 잘 버티는 기능이다.

세계 최초로 판매된 상업용 GMO는 칼젠에서 만든 무르지 않는 토마토 '플레이버 세이버 Flavr Savr'였다. 현재 GMO로 가장 유명한 회사는 몬산토이다. 몬산토는 포춘에서 선정한 세계에서 가장 존경받는 기업에 2016년부터 2018년까지 3년 연속 선정되었지만 다른 한편에서는 '죽음을 생산하는 기업'이라는 말을 들을 정도로 엄청난 비난을 받고 있다. 몬산토는 원래 화학회사로 출발해서 사카린, PCB, DDT, 다이옥신, 아스파탐 등을 만들었다. 소 성장호르몬의 제조사이기도 하다. 몬산토는 농업에 많은 관심을 두고 종자산업에 본격적으로 뛰어들었고, 1997년 칼젠을 넘겨받으면서 본격적으로 GM 작물 사업에 착수했다.

세계 유전자변형 작물 재배 비율(ISAAA, 2020)

작물	전체 재배 면적(A)	GMO 재배 면적(B)	비중(B/A)
콩	124.9	91.9	79%
목화	32.4	25.7	79%
옥수수	193.4	60.9	31%
유채(캐놀라)	37.6	10.1	27%
합계	388.3	188.6	48.6%

단위: 백만ha

GM 작물은 1990년대 중반부터 재배가 시작됐는데, 재배 면적이 나날이 증가하고 있다. 많이 재배되는 GM 작물은 콩, 옥수수, 면화, 캐놀라 등이다. GM 작물을 많이 재배하는 나라는 역시 미국이 압도적이고 그 뒤를 브라질, 아르헨티나, 인도, 캐나다 등이 잇고 있다. 제초제 저항성 GM 작물이 가장 많고 복합 형질과 해충 저항성 GM 작물 등이 많이 재배된다.

GMO 식품은 자연적으로는 절대로 일어날 수 없는 방법으로 유전자를 변형한 식품이다. 또한 GMO 식품은 특정 기업의 독점적인 소유물이다. 즉 특허가 있다. 특허를 가진 회사 등에 기술사용료를 내야 한다. 예전에 농부들은 가을에 수확하면 이듬해 봄에 심기 위해 일부를 종자로 남겼다. 하지만 지금은 1년 단위로 종자를 사들여야 한다.

GMO 논쟁

우리나라는 낮은 식량 자급률 때문에 많은 양의 GMO를 수입하고 있다. GMO 수입량은 2019년 기준 1,164만 톤에 이르는데, 1인당 연간 섭취량은 GM 옥수수 22.2kg, GM 콩 19.5kg 정도이다.

이렇게 많은 GMO를 수입하고 있는데, 과연 어떤 모습으로 소비자에게 팔리고 있을까? GM 콩은 주로 콩기름으로 많이 사용하는데, '콩 100%로 국내에서 직접 만든 콩기름'이라고 광고한다. GM 옥수수는 전분이나 감미료인 전분당의 원료로 사용한다. 이는 빵이나 과자, 음료, 빙과, 스낵, 유제품 등에 쓰이고, 전분과 전분당을 제외한 나머지는 옥수수차, 팝콘, 뻥튀기, 시리얼 등에 사용될 수 있으며, 그보다 더 다양한 가공식품에 널리 사용한다. 따라서 가공식품 거의 전부에 GM 옥수수가 들어 있다고 해도 과언은 아니다.

그렇다면 우리나라에서도 GMO를 재배하고 있을까? 우리나라는 아직 GMO 생산국이 아닌 수입국이다. 하지만 상업 목적의 GMO 개발 계획은 현재 진행 중이다.

GMO 식품의 가장 큰 문제는 여전히, 그 누구도, 명확히 결론을 내리지 못하고 있다는 점이다. GMO에 대한 논쟁은 여전히 진행형이지만, 일반 사람들은 아직 GMO의 개념을 잘 이해하지 못하고 있는 것이 현실이다.

대표적인 것이 GMO의 유해성에 관한 논란이다. 2010년 마이크로소프트의 설립자 빌 게이츠는 몬산토에 230억 달러에 달하는 거액을 투자했다. 그의 주장은 전 세계 기아의 해결에 GM 작물의 개발이 중요하다는 것이다. 반면 그린피스는 GM 작물이 개발되던 시점부터 강력한 반대 운동을 해왔다. 그 유명한 황금쌀에 대한 반대도 하고 있다. 그런데 놀랍게도 2016년 노벨상을 받은 110여 명의 수상자가 그린피스에 GMO 반대를 그만하라는 성명을 발표했다. 과학자들은 GMO가 괜찮다고 하는데, 사람들은 왜 여전히 불안감을 느끼는 걸까? 사실 과학적 측정은 항상 어느 정도 오류가 있기 마련이고, 위험을 받아들이는 정도는 각자가 처한 위치에 따라 다르기 때문이다.

우리의 주된 관심사는 바로 '예상치 못한 인체 위해성은 없는가?'이다. 그러나 아직 이에 관한 광범위한 연구는 이루어지지 않고 있는 것이 현실이다.

GMO의 안전성 여부에 관한 질문은 잠시 미뤄두고, GMO가 함유된 식품을 미리 알고 선택할 수는 없는지 생각해보자. 우리가 돈을 내고 사먹는 식품에 어떤 성분이 들어 있는지 당연히 알아야 하지 않을까? 생산자는 당연히 GMO가 함유된 식품에 관련 표시를 해야 한다. 우리나라에서는 2001년에 가공식품 대상 GMO 표시제가 처음으로 시행되었고, 몇 번의 개정을 거쳐 2017년 2월 4일부터 강화된 표시제가 확대 시행되고 있다. 하지만 면제조항 때문에 여전히 불완전하다고 비난을 받고 있다. 즉 정제가공 후 유전자변형 DNA나 단백질이 남아 있지 않은 식품(식용류, 간장, 당류 등)은 표시하지 않아도 된다.

EU와 중국에서는 최종 제품에서 GM 단백질이나 DNA가 검출되지 않더라도 GMO임을 표기해야 하지만 우리나라, 일본, 호주는 이런 경우 면제조항이 적용된다. 2017년 말에 시행된 GMO 표시 실태 조사에서는 총 488개 품목 중에 단 2개만 GMO 표시를 하는 것으로 나타났다. 2014년과 비교해도 크게 차이가 없다.

이번에는 GMO 논란의 사회적 성격에 주목해 보자. 안전성 논란은 GMO의 극히 일부만을 보는 관점이다. GMO는 훨씬 더 복잡한 사회 정치적인 권력이 관련된 이야기이고, 한 사회의 문화적인 가치, 한 기업의 책임에 관한 이야기이다. 또한 지적 재산권과 관련된 다양한 문제들도 개입돼 있다.

현재 전 세계의 종자 시장은 일부 거대 다국적 기업이 장악하고 있다. 그 결과 지역 농업은 나날이 쇠퇴하고 있고, 농부의 소유물이었던 종자는 특허받은 기업으로 주도권이 넘어간 지 오래됐다. 현

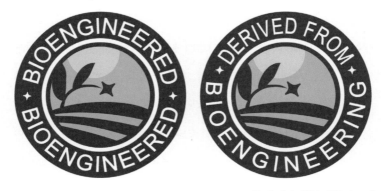

■ 유전자변형 농산물의 표시

재까지 개발된 GMO는 대부분 제초제 저항성이나 해충 저항성 등 농업 생산량을 늘리는 데 집중한다. 이를 1세대 GMO라고 한다. 하지만 그 후에 나온 GMO는 성격이 달라졌다.

2세대 GMO는 최종 소비자의 직접적인 기호를 겨냥했다. 유전자 침묵 기술을 적용하거나 DNA 활동을 억제하는 RNA를 삽입해서 GMO를 만들었다. 예를 들면, 사과가 갈색으로 변하는 데 관여하는 효소의 DNA를 억제한 갈변하지 않는 사과나 튀겼을 때 발암 물질이 덜 나오는 감자 등이다. 그런데 이 감자를 잘라서 감자튀김을 만들면 GMO 표시를 해야 할까, 안 해도 될까? 문제는 이 감자로 패스트푸드점이나 고속도로 휴게소에서 감자튀김을 만들었다 해도 GMO 사용표시를 안 해도 된다는 점이다.

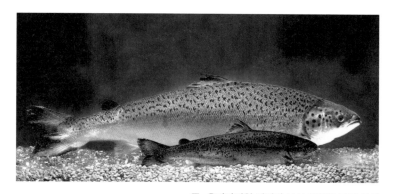

■ 유전자변형 연어와 보통 연어의 크기 차이

요즘은 GM 동물도 등장했다. 어두운 곳에서 스스로 발광하도록 형광을 내는 유전자를 물고기 등에 넣어 취미용으로 기를 수 있게 만들었다. 그러면 GM 연어는 어떨까? 아쿠아바운티라는 회사에서는 1989년에 최초로 GM 연어를 개발했다. 이 연어는 보통 연어의 두 배 이상의 덩치를 자랑한다. 문제는 먹이를 일반 연어보다 5배나 많이 먹어 생산 비용이 많이 들고, 오메가-3 등은 자연산보다 떨어질 가능성이 있다. 또 하나의 문제는 이 연어가 자연으로 탈출했을 때 발생한다. 이로 인한 생태계 교란의 가능성을 막기 위해 GM 연어를 불임으로 만들었는데, 평균 불임률이 99.8%이고, 0.2%는 불임이 아니라서 자연의 연어를 오염시킬 가능성도 있다. 미국 FDA에서는 2015년 11월 세계 최초로 유전자변형 연어를 식용으로 승인했다. 그러나 일각의 강력한 반대 때문에 2달 만에 제동이 걸렸는데, 최근 다시 승인되어 2021년 현재 한 업체에서 판매를 발표했다. 캐나다에서는 2017년부터 시판되었다.

복제 고기

　세계에서 가장 유명한 복제동물은 1996년에 윌머트 박사가 만든 최초의 복제 양 돌리이다. 서울대학교 연구진은 최초의 복제 개 스너피를 만들었다. 돌리는 400번의 실패 끝에 성공한 복제 양이고, 스너피는 대리모견 123마리에 착상된 1천 개 이상의 배아 중 유일하게 살아남은 복제 개라고 한다. 2004년에는 복제 고양이가 태어났고, 복제 반려견은 2008년에 탄생했다. 이제 특별한 형질과 기능을 가진 동물을 복제하는 일은 일반적인 현상이 됐다. 잘 훈련된 마약 탐지견, 육질이 매우 좋다고 알려진 제주 흑우, 강원도 특산 칡소 등이 복제됐다. 매머드나 백두산 호랑이 등 멸종한 동물의 복제 시도도 이루어지고 있다.

　만약 복제 소의 고기를 마트에서 판매한다면 어떨까? 보통 소고기와 복제 소고기 중 어느 것을 선택하게 될까? 하지만 이미 복제 소의 고기는 대량으로 유통되고 있다. 소비자의 식탁에 오르는 복

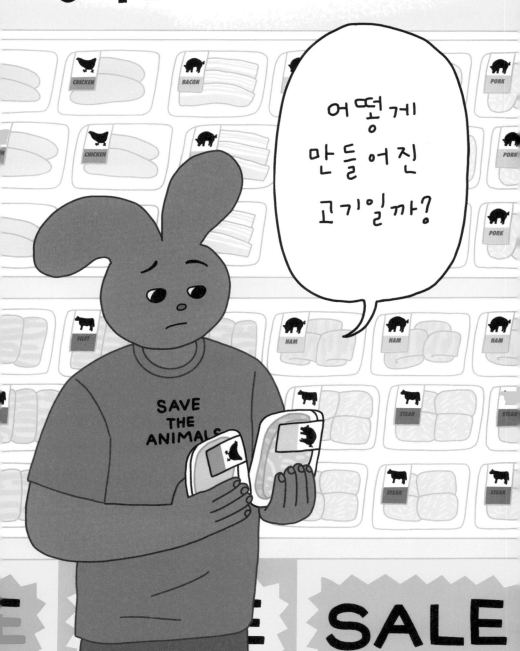

제동물 식품은 대부분 복제동물의 정자나 난자를 일반 동물과 교배해서 만든다. 정체는 알쏭달쏭하고, 유해성 여부에 대해서는 논란이 여전하다. 실질적 동등성의 원리에 따라서 FDA는 복제 소에 대해 표시제가 필요 없다고 결론을 내렸다. 미국이건 유럽이건 우리나라건 복제 소의 고기나 우유에 복제 여부를 표시하지 않는다. 하지만 우리나라는 고기와 우유뿐만 아니라 내장이나 뼈도 먹는데 인체에 어떤 영향을 미칠지 궁금증이 생기기도 한다.

어찌 됐건 복제 고기에 대한 거부감은 엄연히 존재한다. 복제 기술 자체의 비자연성이나 인간 복제 가능성에 대한 우려도 있다. 아울러 생물 다양성의 감소나 생태계 교란의 가능성은 말할 것도 없다.

새로운 대안, 인공음식

실험실에서 만든 고기에 대해 들어보았는지? 동물을 죽이지 않아도 고기를 먹을 수 있는 일명 '인공고기'다. 미국의 스타트업 회사에서는 세포 배양 기술을 이용해 농장이 아닌 실험실에서 고기를 만든다. 이름 하여 '청정고기'라고 한다. 몇몇 기업에서는 동물의 근육 세포를 배양해 인공고기를 만들고 있다.

현재 추세로 전 세계 사람들이 고기를 먹는다면 2050년의 육류 소비량은 5억 톤까지 늘어나 지금의 2배 이상이 필요하다. 현재의 육류생산 방식과 가축사육 방식으로는 감당하지 못할 양이다. 세계 10위권의 육류 소비국인 우리나라야말로 육류 대체 식품에 관한 논의가 시급하다.

물론 온실가스 배출 감소, 에너지 소비 감소, 물 소비 감소 등 인공 고기의 장점은 많다. 하지만 실제로 이것이 세계 식량 문제의 해결방안이 될 수 있는지, 또 인공 고기에 대한 거부감을 어떻게 극복할 것인지는 여전히 과제로 남아 있다.

한편 임파서블 푸드라는 회사에서는 아몬드와 마카다미아로 만든 패티를 출시해서 채식주의자를 중심으로 획기적인 반응을 얻었다. 인공우유도 개발하고 있다. 영화 〈설국열차〉에 등장하는 프로틴 블록 같은 곤충 단백질 식품이 판매된다면 어떨까? 곤충 단백질 역시 많은 장점이 있어서 미래의 식량 대안으로 주목받고 있다. 2050년이 되면 전 세계 인구는 95억 명 가량에 이를 것이고, 식량은 현재보다 약 70%가량 더 필요하다. 미래의 먹을거리 생산은 어떤 방향으로 나아가야 하는지, 인공음식이 새로운 대안이 될 수 있는지 고민이 필요할 때다.

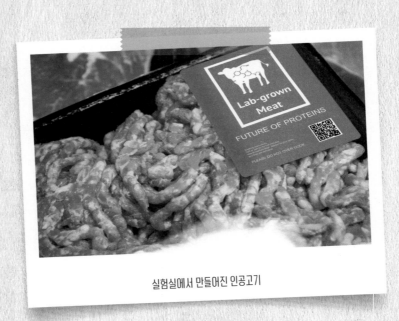

실험실에서 만들어진 인공고기

영양주의의 함정

흔히 섭취하는 열량의 50%는 탄수화물, 30~35% 정도는 지방, 15~20% 정도는 단백질로 구성하는 것이 균형 잡힌 식단이라고 말하지만, 실제로 영양소를 비율대로 맞춰서 먹는 사람들은 거의 없다. 우리는 영양소를 먹는 게 아니라 음식을 먹기 때문이다.

영양소라는 개념은 19세기 초반에 등장했다. 영국의 의사 겸 화학자인 윌리엄 프라우트가 단백질, 지방, 탄수화물 등 3대 영양소의 존재를 발견했다. 영양소 얘기에는 비타민이 빠질 수는 없다. 1522년 세계 최초의 세계 일주를 성공한 마젤란 탐험대 대부분은 돌아오지 못했는데 그 이유는 괴혈병 때문이었다. 오랜 항해 동안 비타민 C를 보충하지 못한 탓이었지만, 당시에는 원인을 몰랐다. 괴혈병에 감귤이 특효라는 사실을 1747년에 실험적으로 입증한 사람은 영국 해군에서 의사로 복무했던 제임스 린드였다. 이후 카시미르 풍크라는 폴란드 생화학자가 1912년 비타민의 존재를 세계 최초로 발견하고 영양소의 중요성을 알렸다.

옥수수는 콜럼버스를 통해 유럽에 전해졌다. 그런데 옥수수가 주식이 되자 '펠라그라'라고 하는 비타민 B$_3$ 결핍증에 걸리는 사람들이 많아졌다. 남미 인디언들이 경험으로 터득한 옥수수 속 영양소를 효과적으로 추출해 먹는 방법을 콜럼버스가 유럽에 전하지 않았던 것이 그 원인이었다. 일본군은 제2차 세계대전 동안 흰쌀을 주식으로 삼았는데, 흰쌀만 먹다 보니 비타민 B_1 결핍증, 즉 각기병에 걸린 병사들이 많았다. 각기병, 펠라그라, 괴혈병 등은 특정 성분의 비타민을 공급하면 씻은 듯이 낫는다.

이런 사례들은 영양소의 중요성을 알려주는 계기가 되었다. 그런데 이때부터 영양소를 중시하는 '영양주의'가 명성을 얻게 되었다. 영양주의는 호주의 과학사회학자 조르지 스크리니스가 처음으로 사용한 말로, '음식을 이해하는 열쇠는 영양소'라고 주장한다. 즉 음식은 본질적으로 영양소의 합이라고 보는 것이다.

우리가 좋은 영양소라고 알고 있는 단백질은 19세기에는 모든 악의 근원이라고 여겨지기도 했다. 동물 단백질은 특히 더 배척당했다. 20세기 중후반에는 지방을 악한 영양소로 취급했다. 21세기에 들어서는 탄수화물, 특히 흰쌀, 흰 밀, 흰 설탕 등 3백 식품 같은 정제된 탄수화물이 악의 축으로 취급받고 있다. 반면 오메가-3라고 하는 불포화지방산과 섬유소는 구원의 영양소라고 본다. 아보카도는 지방 함량이 높은 피해야 할 식품일 수 있지만, 단불포화지방이 풍부한 유익한 식품일 수도 있다.

그렇다면 불포화지방이 많은 마가린은 어떨까? 마가린은 나폴레옹 3세가 비싼 버터값으로 고생하는 서민을 위해서 화학자에게 요청해 만든 일종의 화학적 버터이다. 처음에는 맛이 없어 인기가 없었지만, 다국적 기업 유니레버가 넘겨받은 후 현재와 같은 마가린으로 재탄생했다. 불포화지방이 많아 초기에는 버터보다 훨씬 더 우수한 식품으로 인정받았으나 최근에는 트랜스지방이 많은, 그야말로 나쁜 식품으로 여겨진다. 하지만 영양주의의 측면에서 본다면 마가린은 변신이 자유로운 식품이다. 콜레스테롤을 낮출 수도 있고, 트랜스지방을 제거할 수도 있기 때문이다. 마가린을 필요에 따라 정체성을 바꾸는 영양주의 식품의 결정판이라고 얘기하는 사람도 있다. 한마디로 영양소에 너무 집착하는 것은 건강한 식사라고 할 수 없다. 음식을 하나의 전체적인 시스템으로 바라보는 것이 가장 바람직한 태도가 아닐까?

지방, 소금, 설탕

지방, 소금, 설탕이 많은 식사는 서구식 식사의 특징이라고 할 수 있다. 이 세 가지에 대해 좀 더 자세히 알아보자.

지방의 배신

지방만큼 오해가 많았던 영양소도 드물다. 아리스토텔레스의 《영혼론》에는 '지방은 혀를 즐겁게 하는 효과 면에서 단맛에 대적

할 수 있는 유일한 맛이다'라는 표현이 나온다. '지방 중독'이라는
표현도 나오는데 정말 중독될까? 지방 함량을 높이면 폭식하는 경
향이 나타나기는 하지만 내성이나 금단 증상은 없다. 중독의 가능
성은 고지방 식품보다는 고지방에 고설탕 식품일 때 더 증가한다.
여러분은 그래놀라 바와 저지방 그래놀라 바가 있을 때 어느 것을
선택하는지? 많은 사람이 저지방 그래놀라 바를 선택하는 경향이
있고, 28%나 더 섭취한다. 비만한 사람은 45%나 더 섭취한다고 한
다. 저지방이라는 말에서 안도감을 느끼는지도 모르겠다. 그런데
왜 지방은 나쁜 영양소가 되었을까?

1984년 3월 26일 타임지에 다음과 같은 기사가 실렸다.

> Hold the eggs and butter!
> 콜레스테롤은 치사적임이 입증됐으며, 우리 식생활은 이전과 같
> 지 않으리라!

콜레스테롤이 해롭다는 사실을 만천하에 알린 것이다. 그러면
콜레스테롤 제로 음식은 건강에 좋을까? 이것이야말로 단순한 이
분법적 사고다. 좋은 음식을 많이 먹고 나쁜 음식은 조금 먹으면 오
래 살고 살도 빠지리라고 기대하는 것이다.

앞서 말한 바와 같이 미국의 비만율은 1980년대에 급증한다. 무

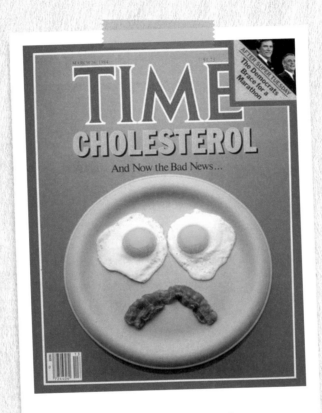

콜레스테롤의 위험성을 다룬 타임지

슨 일이 있었던 걸까? 첫 번째 원인은 리처드 닉슨 대통령이 시행한 정책 때문이다. 그는 식품 가격폭등을 막고자 높은 열량을 싼 가격에 공급할 수 있는 정책을 채택했다. 이를 위해 대량재배가 가능한 작물인 옥수수나 콩, 밀 등을 많이 심었다. 실제로 미국인의 열량 섭취는 1977년 1,800kcal에서 2006년 2,370kcal로 570kcal가 증가했다.

두 번째 원인은 액상과당의 사용량 증가다. 액상과당은 1960년대에 일본 화학자가 개발했다. 그런데 일본 사람들은 거의 먹지 않았고, 미국에 수출해 미국인이 좋아하는 당의 공급원이 됐다. 어떤 책에서는 액상과당이 제2차 세계대전 패전에 대한 일본인의 미국에 대한 복수라고 표현하기도 했다. 또한 이 시기에 마가린 소비가 증가했다. 1958년에 버터 소비량과 마가린 소비량이 역전되기 시작해 1976년에 절정을 이루었다.

지방섭취량이 많으면 심장질환으로 인한 사망률이 높다는 지질 가설을 토대로 미국 정부는 1977년 〈미국을 위한 식생활 목표〉를 발표했다. 그 이후 전 세계적으로 저지방 운동이 퍼졌다. 각종 가공식품에 저지방 혹은 무지방이 유행했다. 가공 음식에서 지방을 싹 빼 버리면 맛이 어떨까? 어떤 사람은 골판지를 씹는 느낌이라고 표현할 정도였다. 가공 음식에서 맛은 포기할 수 없는 가치다. 그러면 어떻게 해야 할까? 해결책은 바로 설탕을 비롯한 정제 탄수화물을 넣는 것이었다. 포화지방 섭취는 줄었지만, 불포화지방, 식물성기름 섭취는 매우 증가했다.

저지방운동의 영향은 어땠을까? 저지방운동이 일어난 시기는 미국의 비만과 당뇨병이 급증한 시기와 일치한다. 심장질환 발생률도 거의 변화가 없었다. 사실 지질가설과 저지방운동은 과학적 근거가 거의 없다. 이는 잘못된 과학이론이 사회에 적용된 하나의 예라고 할 수 있다. 지방 자체는 나쁜 영양소가 아니다. 우리가 명심할 것은 '과유불급'이라는 사자성어가 아닐까? 지나치면 미치지 못한 것과 같다. 아무리 좋은 것이라도 과하면 해가 된다.

소금의 배신

소금은 우리 생존에 필수적인 물질이다. 신선 식품을 사시사철 먹을 수 없었던 과거 서민에게는 소금을 이용한 식품가공이 필수였다. 요즘도 우리가 즐겨 먹는 가공식품에서 소금을 쉽게 접할 수 있다. 가공식품 대부분에 많은 양의 소금이 함유돼 있다. 특히 나트륨 함량이 많은 대표적인 가공식품은 우리나라 사람들이 즐겨 먹는 라면이다. WHO에서 권고한 하루 나트륨 섭취량은 2,000㎎ 이하인데, 라면에 함유된 나트륨은 1,700~1,900㎎ 안팎이다. 라면을 끓여 국물까지 남기지 않고 먹으면, 하루 권장량에 거의 육박하는 나트륨을 섭취할 수 있다는 말이다.

세계적인 곡물회사인 카길의 보고서에 따르면 기본 미각 중 가장 포기하기 어려운 것이 짠맛이라고 한다. 어떤 음식이든 소금이 들어가지 않고는 절대 맛을 낼 수 없다는 말이다. 한 논문에서는 현대인은 병이 날 정도로 소금에 중독돼 있다고 표현한다. 소금의 중독성이 운동, 지방, 탄수화물, 초콜릿과 비슷하다는 말이다.

우리나라 성인의 나트륨 섭취량은 2011년 기준 4,791㎎에 달해서 당당히 세계 1위를 차지한다. 2018년에는 3,274㎎까지 낮아졌지만, 여전히 WHO 권고량보다는 높은 수치이다. 소금에 절인 김치와 찌개나 국 같은 국물 음식을 선호하기 때문이다. 2019년 통계에 의하면, 양념치킨의 당류와 나트륨 함량이 모두 증가했다. 치킨 반 마리에 나트륨이 1,591㎎이나 함유되었다고 하니, 하루 기준치의 80%에 해당하는 양이다. 지나친 나트륨 섭취는 고혈압의 주된 위험 인자로 알려져 있고, 뇌졸중이나 심혈관 질환의 발생을 증가시킬 수도 있다. 그렇기에 가공식품의 중요한 구성요소인 소금은 우리 건강을 담보로 한다는 사실을 잊지 말아야 할 것이다.

설탕의 배신

설탕은 가공식품의 맛을 해결해 줄 수 있는 만능 해결사다. 우리 정부는 2016년 '설탕과의 전쟁'을 선포하고 하루에 각설탕 16.7개 이하 섭취를 목표로 정책을 펴고 있다. 그런데 설탕이 왜 공공의 적이 되었을까?

　불과 몇백 년 전만 해도 설탕은 원조 슈퍼 푸드 중 하나였다. 설탕이 귀했던 16, 17세기에는 만병통치약 중 하나였다. 유명한 신학자인 토마스 아퀴나스는 설탕은 음식이 아니라 의약품이기 때문에 금식 기간에 설탕을 먹어도 계율을 깨뜨리는 것이 아니라고 말할 정도였다. 또한 '설탕 없는 약사 같다'라는 표현은 아무것도 기대할 수 없는 절망적인 상황을 빗대 사용되었다.

　우리는 왜 단맛에 끌리는 것일까? 단맛은 맛의 기본이며, 가장 건강한 맛이다. 단맛의 원천은 기본적으로 포도당이다. 우리 몸을 구성하는 세포는 포도당을 효과적인 에너지원으로 사용하기 때문에 포도당을 비롯한 단맛은 인류의 삶에 있어서 필수불가결한 요소였다. 게다가 단맛은 원시 인류의 삶에서 굉장히 구하기 어려운 먹을거리여서 선호하고 귀하게 여길 수밖에 없었다. 그렇기에 유럽 열강들은 설탕 농장을 운영하려고 아프리카에서 수많은 노예를 데려다 혹사하고 희생시켰다. 그들의 노동력과 설탕의 달달함을 바꾼 것이다.

　국민건강영양조사(2018년)에 따르면 우리나라 국민의 하루 평균 당 섭취량은 58.9g으로 점차 감소하고 있다. 특히 청소년층에서 당 섭취률이 가장 높았다. 6세 이상 모든 연령층에서 당류의 주요 공급원으로 지목된 것은 음료였다. 6~29세는 탄산음료, 30세 이상은

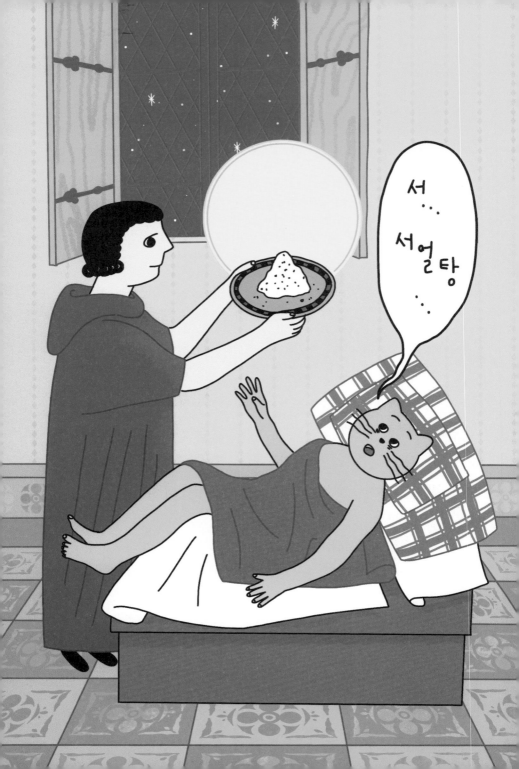

커피를 통한 당류 섭취가 가장 높았다. 대도시가 읍면 지역보다, 남성이 여성보다 높은 당류 섭취량을 보였다.

설탕은 무엇일까? 제당협회에 의하면 설탕의 정의는 이렇다.

> 열대 지방에서 자라나는 사탕수수와 온대 지방에서 자라나는 사탕무로부터 추출한 천연 당즙에서 불순물을 걸러내고 사람들이 이용하기 편리하도록 상품화한 순수한 자연식품

하지만 정제과정에서 천연성분의 99%가 소실되기 때문에 순수한 자연식품이라고 얘기하는 것은 무리다. 비타민, 미네랄 같은 영양소는 대부분 사라지고, 에너지를 내는 칼로리만 남는다.

우리는 대체로 단맛에 열광한다. 우리가 단맛을 좋아하는 이유는 설탕이 보상 시스템을 자극하기 때문이다. 설탕을 섭취하면 도파민이 증가하기 때문에 순간적으로 기분이 좋아진다. 설탕 공급 제한 실험에서는 폭식의 경향을 보이고, 설탕 공급을 중단하면 금단 현상이 일어난다. 2주간 제한 후에 공급을 재개하면 더 많이 섭취하고, 갈망하게 된다. 설탕에 중독된 계층은 알코올, 암페타민에 더 쉽게 중독된다. 또한 설탕의 중독성은 카페인을 만났을 때 배가 되는데 설탕과 카페인의 조합, 바로 탄산음료이다. 무심코 마시는 청량음료로도 설탕 중독성이 증가할 수 있다. 아울러 영양식이라

고 알려진 시리얼에는 설탕이 많이 들어 있다.

혈당지수는 당질을 함유한 식품을 섭취했을 때 흡수속도를 반영해 당질의 질을 비교할 수 있도록 수치화한 것으로, 포도당을 100으로 하여 기준으로 삼는다. 일반적으로 70 이상일 경우 혈당지수가 높다고 하고, 50 이하일 경우 낮다고 얘기한다. 혈당지수가 높은 음식은 대부분 가공음식, 아이스크림, 비스킷 등이다. 혈당지수가 낮은 음식은 통곡물, 채소, 과일 등이다.

혈당지수가 급격하게 올라갔다가 급격하게 떨어지는 음식은 대부분 단순당이다. 반면 다당류, 전분, 글리코겐 등은 복합당의 일종으로 혈당지수가 낮아서, 혈당이 서서히 올랐다가 서서히 떨어지는 양상을 보인다. 포도당 1분자와 과당 1분자로 이루어진 설탕의 혈당지수는 약 60~65 정도다. 설탕은 밀가루나 전분, 흰 빵이나 감자 등보다 혈당지수가 낮다고 하는데, 그 이유는 혈당지수가 매우 낮은 과당이 혈당수치에 거의 영향을 미치지 않고 포도당이 주로 반영되기 때문이다. 이런 이유로 설탕이 당뇨병 환자에게 좋다고 생각되던 시절도 있었다. 아울러 혈당지수가 낮은 과당을 한때는 당뇨병 환자에게 이상적인 감미료로 생각했다고 한다.

그렇다면 포도당과 과당의 영향을 비교해 보자. 식사 후 혈중 포도당 농도가 증가하면 췌장에서 인슐린 분비가 증가한다. 인슐린 증가는 지방 세포에서 렙틴 분비를 증가시킨다. 반면 그렐린 분비는 감소한다. 인슐린은 혈당을 낮추는 호르몬이고, 렙틴은 식욕을 억제하는 호르몬, 그렐린은 식욕을 증가시키는 호르몬이다. 즉 음식을 먹어 혈당이 증가하면 식욕을 억제하고자 하는 효과가 나타나는 것이다. 이는 정상적인 식욕조절과 체중유지의 조절기능이 잘 작동하고 있음을 알려준다. 아주 훌륭한 '음성되먹임 기전'이라고 할 수 있다.

그런데 포도당과 과당이 간에 미치는 영향은 매우 다르다. 포도당은 우리 몸 세포들이 필요로 하는 영양소이자 에너지로 사용하는 영양소이다. 섭취된 포도당은 각종 조직과 기관에 대부분 흡수되고, 약 20~40%만 간으로 간다. 간에서는 대부분 글리코겐 형태로 저장되고, 일부 남는 포도당은 중성지방으로 저장된다. 지나치게 많지만 않다면 포도당은 우리 몸에 큰 영향을 미치지 않는다. 반면 과당은 식욕조절, 체중유지라는 조절기능을 교란한다. 과당은 농도가 증가해도 인슐린을 자극하지 않는다. 자연히 렙틴과 그렐린의 분비에도 영향이 없다. 또한 과당은 곧장 간으로 가서 대부분 간에서 대사가 이루어진다. 이때 간에서는 남는 잉여과당을 중성지방으로 저장한다. 그렇기에 과당을 과다 섭취하면 지방 형성이 증가하고, 인슐린의 저항성이 나타나며, 대사증후군과 비만까지 유발될 수 있다. 과당의 간에서의 대사 과정은 알코올의 대사와 비슷하다.

흔히 지방간의 가장 큰 원인은 알코올이라고 알려졌지만, 최근에는 비알코올성 지방간도 증가하고 있다. 술을 전혀 접하지 않은 사람이라 할지라도 간에 지방이 축적될 수 있다는 말이다. 과당의 대사기전이 알코올과 유사하기 때문이다. 알코올은 80% 정도가 간으로 들어가 대사가 이루어진다. 잉여 알코올은 중성지방으로 만들어지는 신지방 합성과정을 거치게 된다. 그렇기에 알코올에 의한 간 질환과 과당에 의한 간 질환은 유사하다. 술을 금기시하는 이슬람 국가인 사우디아라비아와 말레이시아는 세계적으로 가장 높은 제2형 당뇨병 유병률을 보이는 나라이다. 그리고 간 질환도 꽤 많다. 술은 안 먹지만 음료수는 엄청나게 마시기 때문이다.

이스라엘은 서구국가 중에서 동물성지방보다 식물성지방을 훨씬 더 섭취하는 유일한 나라이다. 그중에서도 콩기름을 많이 먹는다. 과일이나 채소의 소비량도 유럽 국가의 평균 소비량보다 60% 높다. 또한 지중해식 섭생 방식을 따르고 있다. 이스라엘 사람들은 혈중 콜레스테롤 농도가 낮은 대신 피하조직 속 오메가-6의 농도는 높다. 오메가-6는 불포화지방으로 식물성지방, 특히 콩기름 등에 많이 들어 있다. 그런데 오메가-6 농도의 증가는 당뇨병, 심혈관계 질환, 비만의 증가를 불러온다. 이를 '이스라엘인의 역설'이라고 부르는데, 여기에는 설탕 섭취량이 매우 높다는 것도 한몫을 한다. 아무리 지중해식 식단에 채소나 과일 섭취량이 많더라도 설탕과

식물성 기름을 많이 섭취하면 이
런 결과가 나타날 수 있다.

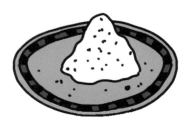

액상과당 얘기도 빠질 수 없
다. 액상과당은 옥수수에서 추출한
성분으로 과당 55%, 포도당 45%로 구성
돼 있다. 포도당보다 단맛이 강한 과당이 많아서 설탕보다 단맛이
더 난다. 1966년에 일본에서 개발돼 1978년에 시장에 출시됐으며
서구국가, 특히 미국에서 선풍적인 인기를 끌었다. 열량은 설탕과
비슷하고, 대사과정도 유사하다. 대신 포만감이 적고 입맛을 자극
해서 과식을 유발할 수 있다고 알려져 있다. 액상과당은 음료수나
가공식품 등에 흔히 들어 있다. 설탕을 비롯한 가당음료, 청량음료
의 섭취와 비만과의 관계를 비교한 논문을 보면 설탕에 포함된 과
당이 심장질환, 대사질환의 주된 원인 중 하나다. 따라서 과당섭취
를 줄이는 것이 비만과 만성병의 발생을 줄일 수 있는 길이라고 지
적한다.

설탕이야말로 현대인이 마주한 잡식 동물의 딜레마에서 가장 핵
심적인 물질이라고 생각된다. 지방이나 탄수화물, 단백질은 우리
인류가 오랫동안 먹어 오던 영양소이다. 하지만 설탕은 어떤가. 인
간 식생활에서 아마도 가장 크고 급격하게 변한 것 중 하나가 아닐
까 싶다. 영국의 생리학자 유드킨에 의하면 1963년 영국인은 200

년 전 조상들이 1년 동안 섭취했던 양을 단 2주 만에 먹어 치웠을 정도다.

우리나라는 어떨까? 개항 직후인 1885년 설탕의 국내 총소비량은 약 64.2톤이었다. 당시 인구로 나눈 1인당 소비량은 연간 3.6g 정도로 거의 무시해도 좋을 수준이었다. 그러나 2009년에는 133만 톤으로 급증해 1인당 무려 27kg에 달했다. 120여년 만에 2만 배 증가한 셈이다.

설탕만 줄여도 큰 변화를 가져올 수 있다. 설탕을 줄이는 것이야말로 가장 효과적인 다이어트 방법이다. 하루에 1캔씩 마시던 탄산음료, 가당음료, 주스, 요구르트 등을 포함해 설탕이 들어간 음료를 마시지 않는다면 현저한 체중감량 효과, 특히 허리둘레의 감소효과를 볼 수 있다. 설탕 없는 생활까지는 아니더라도 설탕을 줄인 생활에는 도전해 볼 만하지 않을까? 설탕을 끊고 건강을 되찾았다는 많은 이들의 경험담을 쉽게 만날 수 있다. 설탕을 덜 먹어서 해로울 것은 전혀 없다.

우리나라나 전 세계적인 음식 시스템을 바꿀 힘은 없지만 내 개인의 삶, 내 개인의 식단은 의지와 관심으로 분명히 바꿀 수 있다. 이를 위해 작은 것부터 실천해 보면 어떨까.

가장 효과적인 다이어트 방법은?

다이어트에 왕도가 과연 있을까? 효과적인 다이어트 방법은 무엇일까? 한 가지 확실한 것은 굶는 다이어트는 백전백패라는 것이다. 무리한 단식과 감량 후 수반되는 요요 때문이다. 감량보다 중요한 것은 감소한 체중을 유지하는 것인데, 이것이 쉽지 않다.

대표적인 다이어트 식단으로 알려진 저지방 식단과 저탄수화물 식단 중 어느 것이 더 효과적일까? 2018년 두 다이어트 식단의 효과를 비교한 논문이 《미국 의사협회저널》에 실렸다. 그런데 두 식단 사이에 의미 있는 차이를 발견할 수 없었다. 실패 원인은 오랫동안 식단을 유지할 수 없었기 때문이다.

그나마 바람직한 체중조절 방법을 과학적인 언어로 말하자면 '호르몬 환경을 바꾸자'이다. 《단맛의 저주》 저자인 로버트 러스티그 박사는 이렇게 말한다. 우리 행동은 수정하기가 상당히 어려우므로 행동만을 바꾸어 다이어트를 한다는 것은 불가능에 가깝다. 행동은 호르몬이 변한 결과이며, 호르몬의 변화는 우리를 둘러싼 환경이 변했기 때문이다. 체중 감량을 위한 절식, 덜 먹는 다이어트, 박탈 다이어트 등은 몸속의 생화학적인 동기를 의지만으로 억제하는 과정이기 때문에 성공할 확률이 높지 않다.

어떻게 하면 우리 몸의 호르몬 환경을 바꿀 수 있을까? 러스티그는 그 방법을 다음과 같이 소개한다.

첫 번째, 탄수화물을 줄이는 것이다. 먼저 탄산음료 줄이기를 추천한다. 주변에서 설탕이 들어간 음료를 치워 버리고 식이섬유의 섭취를 늘리는 것이다. 무엇보다 최고의 방법은 운동이다. 근육에는 인슐린 저항성이 더 잘 생기기 때문에 근육의 인슐린 감수성을 개선하는 것이 대사 상태를 개선하는 제일 나은 방법이다. 그 방법은 운동밖에 없다.

두 번째, 제때 먹는 것이다. 하지만 바쁜 현대인에게는 어려운 일이다. 아침을 왕처럼 먹을 수는 없지만, 최소한 거르지는 말아야 한다. 전날 달걀이라도 한두 개 삶아 놨다가 먹는 것과 안 먹는 것은 정말 다르다. 아침에는 특히 고단백 음식을 먹는 것이 그렐린을 낮추는 데 효과적이다. 다른 영양소보다 단백질을 태우는 데 필요한 열량이 높으므로, 단백질을 섭취하면 효과적인 열생성을 할 수 있다.

세 번째, 소장의 포만감 증진 호르몬 PYY를 높여야 한다. 사람은 배가 고프지 않아도 더 먹을 수 있는 위대한 동물이기 때문이므로 포만감을 확실하게 느끼는 것이 중요하다. 포만감을 느끼려면 20분이라는 시간이 필요한데 소장에서 분비되는 PYY가 뇌의 시상하부에 충분히 작용하기까지 시간이다. 10분 안에 식사를 다 마쳤다면 좀 더 기다려야 한다. 또 포만감을 효과적으로 느끼려면 식이섬유가 중요하다. 식이섬유는 음식이 빨리 통과하도록 돕기 때문에 소장을 자극해 신속하게 PYY 농도를 올리게 된다.

네 번째는 스트레스를 낮추는 것이다. 우리에게 스트레스는 피할 수 없기에 가장 어려운 방법이기도 하다. 적당한 스트레스는 삶의 원동력이고 활력이지만, 장기적으로 코르티솔이 높다면 몸에는 막대한 해가 초래된다. 스트레스는 과식을 유도하고, 고설탕, 고에너지 음식을 더 먹게 만든다. 스트레스를 줄이는 가장 효과적인 방법은 운동이다. 운동은 남녀노소 가릴 것 없이 가장 확실한 투자다. 특히 청소년은 운동 시간을 늘리는 것만으로도 행동이나 성적이 개선됐다는 보고가 매우 많다.

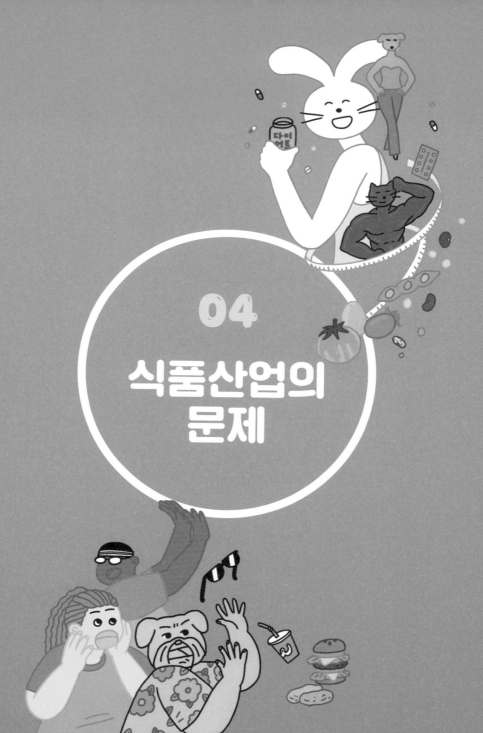

04

식품산업의
문제

먹을거리 생산의 역사

우리의 먹을거리는 농경 단계, 장인의 시대, 산업화 단계 그리고 제3의 농업 단계를 거치면서 전 세계적인 규모로 발전했다.

농경 단계는 자기네 식구들이 간신히 먹을 정도의 농작물만 재배해서 소비하는 자급자족 체제이다. 지금도 가난한 나라의 거의 20억 명에 달하는 농부들은 이 단계에 머물러 있다. 이 사람들이 가공식품을 접할 기회는 거의 없다. 비만으로 걱정할 염려도 거의 없다. 이 단계에서 가장 필요한 것은 충분한 열량섭취다.

경제가 발전해 장인의 시대로 접어들면 특정 분야의 능숙한 노동자들, 즉 장인이 나타나는데 이들은 본인이 특화된 분야에 종사하고, 식량 공급은 농촌에서 담당했다. 도시가 팽창함에 따라 도시 거주자들은 외식에 익숙해지는 반면, 시골은 여전히 직접 생산하는 것에 의존한다.

현재 가장 굳건한 체제인 산업화 단계에서는 각 분야의 전문화가 더욱 강화되고, 농부들은 중간 상인을 통해서 농산물을 판매한다. 농업 노동자의 발언권은 점점 축소되는 실정이다. 식품산업은 광고나 시장조사, 그래픽 디자인을 통해 더욱 규모를 확대해 나간다.

제3의 농업 단계에서는 농장일이나 농업노동자의 역할 자체가 축소된다. 미국이 선두주자이고 서유럽 등에서도 이 단계로 진입

하는 나라들이 생기고 있다. 여기에서는 농업보조금이 아주 중요한 역할을 한다. 기업형 농업이 대부분이고, GMO의 역할이 증가하며 가공식품산업이 엄청나게 발전한다.

농업보조금과 비만

제1차 세계대전과 제2차 세계대전이 끝나고 선진국들은 증가하는 인구를 먹여 살리기 위한 대책을 세우기 시작했다. 가장 효율적이고 저렴한 가격으로 더 많은 칼로리를 생산하는 정책이었다. 이것은 당시 식품산업의 오랜 목표이기도 했다. 이를 위해 다량 수확이 가능한 콩, 옥수수, 밀, 쌀 등의 품종을 재배하게 됐고, 생산력이 강한 작물과 가축을 개발했다. 경작지는 증가했고, 생산방법의 기계화가 촉진되었다. 화학비료 도입이 필수적이었고, 1990년대에 등장한 GMO는 목표달성에 큰 역할을 담당했다.

선진국에서는 농부들의 생산량을 증가시키려고 시장상황은 고려하지 않고 생산에만 몰두할 수 있도록 보조금을 지급하기 시작했다. 즉 시장가격보다 비싸게 팔 수 있도록 도와주는 역할을 한 것인데, 이 제도가 생산량 증가에 핵심적인 역할을 했다. 그 결과 엄청난 물량의 농산물이 생산돼 이를 어떻게 처리할지가 새로운 문제로 대두되었다. 수요 공급의 법칙에 따라 공급량이 많아지면 가격이 내려가고 생산량이 줄어들어야 하지만, 농민들이 시장상황을 전혀 알지 못한 것이 문제였다. 대표적인 것이 1983년, 1984년에 있었던 유럽의 우유 할당량 위기였다. 결국 과도한 잉여생산품을 거대식품 기업이 헐값으로 사들여 냉동식품이나 통조림 등의 가공식품을 만들어 시장에 공급했고, 그래도 남는 것은 개발도상국에 수입 압력을 넣어 처리했다. 농업보조금 제도의 시행으로 세계 먹을거리 시장은 왜곡되고만 셈이다.

게다가 농업보조금은 불균형이 매우 심했다고 한다. 곡물과 육류식품으로 쏠리는 현상이 심했고, 채소나 과일 생산자들은 소외되었다. 이것은 1980년대 이후부터 채소나 과일보다 우유, 유제품, 고기를 많이 먹게 된 이유와도 상관이 있다. 이 시기에 세계적으로 비만이 확산한 것도 무관하지 않다고 생각한다.

살림살이가 나아지면 곡물을 먹던 사람들이 유제품이나 고기를 먹는다. 일단 고기 맛을 알면 다시 예전으로 돌아가기 힘들다. 그래서 낙농품, 소고기, 돼지고기, 닭고기 등에 보조금이 집중됐다. 육류 가격을 낮추려면 가축의 사료값이 저렴해질 필요가 있었고, 이를 위해 옥수수를 대량으로 생산하기 시작했다. 옥수수 가격이 싼 것도 있겠지만, 가축에게 옥수수를 먹이면 육질이 좋아지는 장점도 있었다. 옥수수를 먹으면 지방이 많아지니까 고기 맛이 좋아진 것이다. 미국의 옥수수는 약 47%가 가축사료로 쓰이며 19%는 수출하고, 24%는 바이오 연료로 사용하고, 나머지는 다른 가공식품, 액상과당으로 이용된다. 아울러 가축에 다른 영양소를 공급하기 위해 유채, 해바라기, 대두 등 지방 종자 작물을 기르게 되었고, 이 곡물에서 짠 식물성기름과 단백질이 풍부한 기름 찌꺼기를 가축사료로 공급했다.

문제는 너무 많은 양이 생산돼서 지나치게 싼 가격으로 공급되었다는 것이다. 높은 에너지를 가진 식물성기름의 소비가 급증하면서, 이것이 1980년대 이후 비만의 확산에 이바지했기 때문이다. 〈영국 의학저널〉 2005년 12월호에서는 선진국에서 농업생산자들을 지원하는 제도를 폐지하는 것이 전 세계적인 비만, 가난, 굶주림에 맞서는 첫걸음이라고 주장했다. 비만, 가난, 굶주림에 농업보조금이 영향을 미치고 있는 것은 사실이다.

지나친 육류 소비

현대인은 고기를 많이 먹는다. 그중에서도 1등은 단연 미국인이다. 1시간에 닭, 소, 돼지, 양 등 100만 마리의 동물을 먹고, 1년이면 100억 마리를 소비한다. 이는 전 세계 고기 소비의 20%에 해당한다. 미국 인구는 세계 인구의 4.6%에 불과한데 말이다. 2018년 기준 미국의 1인당 연간 육류소비량이 99.3kg이었고, 호주, 아르헨티나, 이스라엘이 그 뒤를 이었다. 우리나라는 53.9kg으로 OECD 평균보다 적지만 예전보다는 많이 늘었다. 우리나라는 돼지고기를 가장 많이 소비하고, 닭고기와 소고기 순으로 먹는다. 육류 소비의 증가는 전 세계적인 현상이다. 경제 상황이 나아지면서 곡물 소비에서 고기 소비로 이동하는 사실을 확인할 수 있다.

그런데 고기는 섭취에 제약이 많은 음식 중 하나다. 프랑스 인류학자 클로드 레비스트로스는 인류에게 좋은 음식이란 먹기에만 좋은 게 아니라 생각하기에도 좋은 음식이라고 얘기했다. 먹기에 좋은 음식은 맛이 좋고 영양 많고 안전한 음식이라고 할 수 있는데, 생각하기 좋은 음식은 무엇일까?

특정 음식에 관한 관점은 문화와 민족에 따라 다양한 영향을 받기 마련이다. 유럽 사람들은 대체로 말고기를 즐겨 먹는다. 그런데 프랑스는 식용 말고기에 대해 가장 관대한 나라지만, 영국은 그렇지 않다. 소를 숭상하는 인도 사람들은 소고기를 먹지 않고, 불교의 나라 일본은 고기보다 생선을 더 소비한다. 무슬림은 교리에 따라 돼지고기를 먹지 않는다. 우리나라에서 먹는 개고기를 서양인은 거부한다. 어쩌면 다른 생명체를 죽여야만 고기를 먹을 수 있다는 사실이 육류 섭취를 불편하게 하는 것은 아닐까? 미국의 사회심리학자 레온 페스팅거는 "인간은 인지 부조화 상태에 있다."라고 말했다. 인간은 합리적인 존재가 아니라 합리화하는 존재라는 것이다. 고기를 먹고 싶은 마음과 동물의 죽음을 바라보는 괴로운 마음이 서로 싸우지만, 고기를 먹으려는 마음이 이기게 되는 것을 합리화하는 사람이라고 말이다.

중간중간 하얗게 눈꽃처럼 핀 지방을 흔히 '마블링'이라 하고, 지방이 많은 고기를 '마블드 미트'라고 부른다. 이 마블링이 소고기 등급을 결정하는 가장 핵심적인 요소이다. 고기의 지방은 두 가지가 있는데, 근육과 근육 사이의 지방과 근육 내 지방이다. 그런데 근육 내에 지방이 축적되려면 소는 풀이 아니라 고에너지 사료인 옥수수를 먹어야 한다. 소가 습성대로 풀만 먹고 자랐다면 근육 내 지방이 거의 없는, 아마 3등급 정도의 소고기밖에 안 될 것이다.

우리나라에 소고기 등급제가 도입된 계기는 물 먹인 소 사건과 관련이 있다. 1974년에 있었던 사건인데 소의 근수를 늘리려고 도축 직전 소한테 물을 먹이는 행위가 빈번했다. 정부에서는 이를 방지하고 소고기 품질을 높일 목적으로 1990년 등급제를 도입했다. 초기에는 세 개의 등급으로 구분하다가, 1997년에 1+ 등급이, 2004년에는 1++ 등급이 추가되었다. 등급제 평가 항목 중 대표적

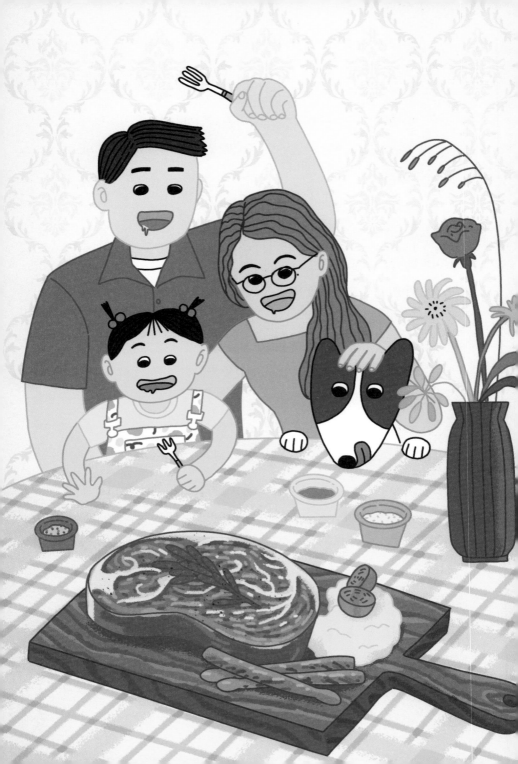

인 것이 마블링이며, 3등급과 1++ 등급의 가격은 2배 이상 차이가 난다. 소고기 등급제는 1927년 미국이 가장 먼저 시작했고, 일본은 1964년에 도입했다. 우리나라와 일본은 지방 비율이 높은 등급제를 시행하고 있다.

그런데 지나친 지방 섭취는 건강에 좋지 않다는 인식 때문에 마블링에 대한 사람들의 생각이 달라졌다. 2019년 12월부터 지방함량의 기준을 낮추고 소 사육 기간을 줄인 새로운 소고기 등급 기준이 시행 중이다.

우리는 낭만적이고 목가적인 목장에서 소, 돼지, 닭 등이 사육된다고 생각하기 쉽다. 하지만 공장식 축산을 통해 사육되는 가축은 배설물이 미처 치워지지 않고, 겨우 몸 하나 가눌 수 있는 좁은 케이지 안에서 사는 것이 현실이다. 이를 '집중동물사육시스템'이라고 한다. 이 시스템은 1950년대 중반 미국에서 처음 도입됐고, 소는 1970년대, 돼지는 1980년대부터 시작됐다. 가장 열악한 환경에서 사는 것은 닭이다. 특히 알을 낳는 산란계에게 제공되는 공간은 정말로 좁다. 현대의 육식을 '무지의 음식'이라 칭하는 사람도 있다. 고기가 생산되는 방식이 정확히 알려진다면 아마도 고기를 먹을 사람이 많지 않을 것이라고 주장하기도 한다. 공장식 사육의 문제점 중 하나는 전염병에 취약하다는 것이다. 그래서 조류 인플루엔자가 유행하면 많은 닭을 살처분할 수밖에 없다. 얼마 전 아프리

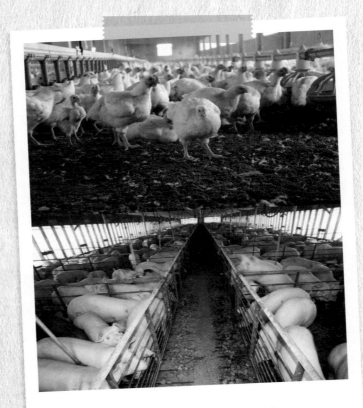

집중동물사육시스템으로 운영되는 공장식 축산

카돼지열병이 유행했을 때도 돼지를 안락사 시킬 수밖에 없었다. 반면 친환경 농장에서 마음껏 뛰어다니며 사는 닭들은 전염병에 노출될 확률도 훨씬 낮다.

육류 소비의 또 다른 문제점은 고기를 얻기 위해 필요한 곡물의 양이 너무 많다는 것이다. 소고기 1kg을 얻으려면 20kg, 돼지고기는 7kg, 닭고기는 4.5kg의 곡물이 필요하다. 이렇게 많은 곡물이 고기를 얻는 데 쓰이기 때문에 굶주리는 사람들에게 공급되지 못하는 것도 문제이다.

그리고 육류 소비의 윤리적 문제도 생각해 볼 만한 주제이다. 강원대 철학과 최훈 교수는 《철학자의 식탁에서 고기가 사라진 이유》에서 '윤리적 채식주의'에 관해 이야기한다. 고기를 먹으면 안 되는 윤리적 이유는 사육과 도살 과정에서 동물에게 고통을 주기 때문이고, 다른 인간에게도 여러 가지 피해를 주기 때문이라는 것이다. 나의 행동으로 다른 사람이 피해를 본다면, 그 행동은 윤리적으로 옳지 못하며 공장식 축산으로 생산된 고기를 먹으면 기아가 발생하고, 환경이 파괴되고, 건강을 해칠 수 있기 때문이다.

세계 최고의 인구 대국인 중국이 고기 맛을 알게 된다면 어떻게 될까? 중국도 경제가 발전하면서 곡물 중심에서 유제품이나 육류 등으로 음식 수요가 변하는 것을 볼 수 있는데, 특히 돼지고기 사랑이 유별나다. 중국인의 돼지고기 소비량은 세계 1위로 전 세계

돼지고기 소비량의 반 이상인 5억 마리를 중국에서 소비한다. 중국 내에서 사육하지만, 사료는 대부분 수입에 의존하기 때문에 사료로 쓰일 곡물을 키우기 위해 아마존 열대우림이 파괴된다는 걱정도 나오고 있다. 2031년이 되면 중국의 육류 소비량은 지금보다 3배 이상 증가할 것으로 추정된다.

영국 지속가능발전위원회는 인류의 지속 가능성을 위협하는 문제 중 하나가 육류의 지나친 소비라고 발표했다. 고기가 주는 즐거움을 포기하지 못하기 때문에 우리는 이런 문제점을 모른 척한다. 지구 온난화, 식량 부족, 생물 다양성 파괴, 해양 황폐화 등 육류소비에 따른 대가는 무시할 수 없기에, 앞으로 육류 소비와 관련된 사회적 비용과 환경적 비용을 어떻게 감당할지 걱정이다.

사실 모든 사람이 채식주의자가 될 수도 없고 그럴 필요도 없다고 생각되지만, 육류 소비를 줄이려는 노력을 할 필요는 있어 보인다. 그래서 당장 고기를 끊자는 것이 아니라 섭취 빈도를 줄이자는 사람들이 등장했다. 이들을 '플렉시테리언Flexitarian', 일명 '세미 베지테리언'이라고 부른다. 플렉시테리언은 기본적으로는 채식을 지향하지만 고기를 가끔 먹는 사람들이다. 일주일에 한 번 내지 한 달에 두세 번 정도 먹는 플렉시테리언 다이어트는 건강에 상당히 좋다는 말도 있다.

분배의 불균형

선진국에서 성공했던 식량증산은 개발도상국에까지 영향을 미쳤다. 이른바 녹색혁명이다. 녹색혁명은 품종개량 및 과학기술의 도입을 통해 획기적인 식량생산의 증대가 이루어진 기술혁신을 말한다. 그 효시는 1944년 말에 록펠러 재단의 노먼 볼로그를 비롯한 전문가들이 개발한 소맥(난쟁이밀)이었다. 당시 식량부족으로 허덕이던 개발도상국이 녹색혁명을 적극적으로 도입하면서 농업생산량 증대에 획기적인 진전을 가져왔다. 우리나라도 보릿고개를 녹색혁명으로 해결했다. 1972년에 도입된 기적의 쌀인 통일벼가 대표적이다. 맛이 별로 없어서 당시 부유층은 좋아하지 않았다고 하는데, 생산량만큼은 타의 추종을 불허했기 때문에 쌀 증산의 일등공신이 됐다.

녹색혁명의 성공 뒤에는 그림자도 뚜렷했다. 새로운 영농방법은 선진국에서 생산된 기계와 농약에 의존했기 때문에 농민들은 많은 빚을 지게 될 수밖에 없었다. 부채가 늘어나면서 파산하는 농민들도 생겨났고, 이들은 농촌을 떠나 도시빈민이 되기도 했다. 엄청난 양의 비료와 농약 때문에 토양은 나날이 황폐해졌고, 단일품종 위주로 다량의 재배가 이루어지다 보니, 종의 다양성이 줄어들었다. 다양성의 감소는 작물이 해충과 질병에 시달릴 위험을 증가시켜,

땅은 비료와 농약으로 더 오염되는 상황이 빚어졌다. 자연히 생태계 보호에 드는 비용, 즉 환경비용이 증가하게 되었다.

식량생산이 늘긴 했지만 지구상에는 아직도 굶주리는 사람이 많다. 지금도 약 8억 명 이상이 굶주림에 시달리고 있다. 이들 대부분이 아프리카와 아시아 지역이다. 왜 굶주림 문제는 해결되지 않는 걸까?

장 지글러는 《왜 세계의 절반은 굶주리는가?》에서 이렇게 주장했다. 현재 농업 생산량은 100억 명 이상이 먹을 수 있을 만큼 충분하지만, 분배가 제대로 되지 않기 때문이라는 것이다. 자국 농민을 보호한다는 핑계로 남는 식량을 버릴지언정 남에게 주지는 않기 때문이다. 또한 투기세력도 원인 중 하나다. 기아문제 해결을 위해 활동하는 UN, NGO, 국경 없는 의사회, 국제적십자, UN 산하 세계식량계획 등은 곡물구매 자금이 부족하고, 곡물시장에서 사들일 수 있는 양은 제한돼 있다. 식량가격을 정하는 시카고 곡물거래소의 정책에 따라 많은 일이 결정되고, 바이오 에탄올의 확산과 육류 생산 증진을 위해 곡물이 사료로 제공되고 있어서 기아문제는 해결이 어렵다.

결국 분배의 불균형이 전 세계 식량 위기를 초래하고 있다고 생각할 수밖에 없다. 그리고 버려지는 식량도 너무 많다. 매년 13억 톤이라는 막대한 양의 음식이 쓰레기통에 버려지고, 이는 8억 명 이상의 기아 인구를 네 번 정도 먹여 살릴 수 있는 양이라는 것을 생각해보면 식량을 버리는 행위에 문제점이 많다는 것을 알 수 있다.

가공식품 얼마나 먹을 것인가?

음식을 날것으로 먹는 경우는 거의 없다. 인류는 불을 발견한 후부터, 즉 아주 옛날부터 음식을 그냥 먹지 않고 가공해서 먹었다. 음식을 가공하면 맛이 좋아지고 소화도 쉬워진다. 게다가 신선식품을 항상 먹을 수 없었던 서민에게 식품의 가공은 필연적이었다. 오랜 기간 음식을 먹으려면 소금이나 설탕 등에 절이는 작업이 필요했기 때문이다. 전쟁도 음식의 가공에 큰 영향을 주었다. 군인들이 먹던 전투식량은 전형적인 가공식품이다. 제2차 세계대전 때 전투식량이 확산되면서 가공식품산업이 크게 발달했다. 전쟁터의 병사들을 먹여 살리기 위한 가공식품은 전쟁이 끝나자 일반인을 대상으로 하는 식품으로 바뀌었다. 그래서 1950년대를 가공식품의 황금기라고 한다. 이처럼 가공식품의 확산은 수요자 주도형이 아니라 공급자 주도형으로 시작됐던 것이다. 흔히들 여성의 사회진출이 늘면서 집안일에 투자하는 시간이 줄어 가공식품이 확산했다고 생각하기 쉽지만 그렇지 않다.

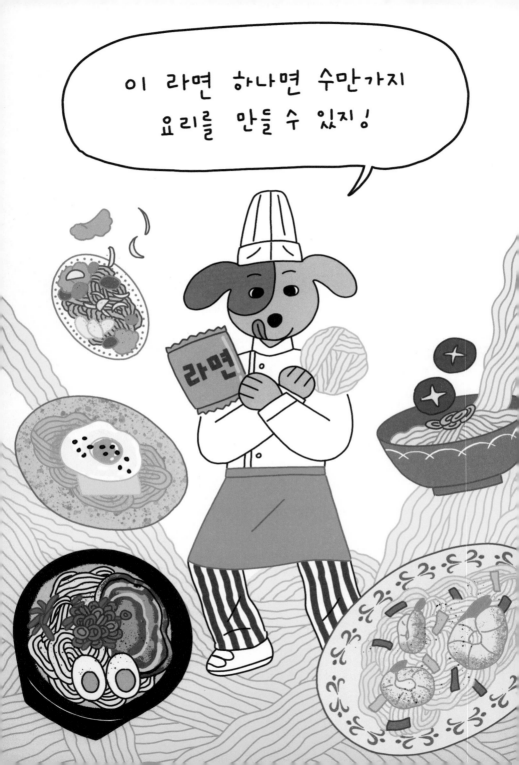

요즘은 가공식품 앞에 '초' 자를 붙여서 초가공식품이라는 말을 사용한다. 초가공식품이란 가공식품보다 한 단계 위의 개념으로 다양한 식품첨가물이 들어가고 심한 가공과 변형을 거친 식품을 말한다. 식품가공이 늘어나면 소비자는 영양손실의 증가라는 반갑지 않은 결과물을 받게 된다. 최근 연구에 따르면 초가공식품을 많이 먹는 것만으로도 체중이 늘고, 사망률이 증가할 수도 있다고 한다.

우리가 사랑하는 라면은 대표적인 초가공식품이다. 세계인스턴트라면협회에서 나온 통계를 보면 우리나라 1인당 라면 소비량은 연간 74.5개로 세계 1위다. 라면을 어떻게 만드는지 제대로 알고 있는 사람은 별로 없다. 냉동피자가 어떻게 만들어졌는지도 알기 어렵다. 이런 음식들은 음식사슬이 매우 길다. 집에서 딸기 밀크셰이크를 만들어 먹는다고 생각해 보자. 딸기, 얼음, 우유, 설탕 혹은 꿀 정도가 들어간다. 그다음 블렌더에 갈면 끝이다. 반면 시중에서 파는 딸기 밀크셰이크에는 진짜 딸기는 넣지 않고 유지방, 탈지유, 설탕 등과 식용색소 적색 제40호 그리고 딸기 대신 인공딸기향이 들어가는 경우가 많다. 인공적으로 딸기향을 내는 데에는 무려 47가지의 인공첨가물이 필요하다. 현재 인공첨가물이 내지 못하는 맛은 거의 없다. 사과 냄새, 팝콘 맛, 마시멜로 맛은 물론이고 방금 자른 듯한 풀 냄새까지 만들어낼 수 있다. 예를 들어 바나나 향을 내는 아세트산아밀을 바나나에서 추출해 정제하면 천연향료라고 부르고 실험실에서 식초, 아밀알코올, 황산을 처리해서 만들면 인공향료라고 부른다. 화학적인 조성은 똑같지만 이름은 달라지는 것이다.

가공식품 속에는 수많은 첨가제가 들어간다. 나이에 따라 선호하는 맛이 다르다고 하는데, 가능한 한 천연의 맛에 가깝게 하면 어른들이 좋아하고, 쓴맛을 없애고 단맛을 많이 내면 아이들이 좋아한다. 가공식품을 맛있어 보이게 하는 데는 색깔도 큰 몫을 차지하므로 색소를 사용한다.

그러므로 현대를 사는 우리가 수많은 가공식품을 피한다는 것은 거의 불가능한 일이다. 그러면 어떻게 해야 할까?

'쿠즈네츠 곡선'이란 것이 있다. 일명 뒤집힌 U자형 곡선이라고 한다. X축은 음식의 가공 정도, Y축은 우리가 얻는 적합성, 즉 이득으로 정했다. 인류는 불을 사용해 요리하고 갖가지 가공을 하면서 음식으로부터 얻는 이득을 증가시켜 왔다. 이 곡선은 가공 정도가 증가하면서 가장 최적의 지점을 지난 순간부터 우리가 가공으로부터 얻는 이득이 하락하기 시작한 것을 보여 주고 있다. 다시 말하면 지나친 가공으로부터 어떤 해가 찾아오기 시작했다는 것이다.

어떤 일에서 가장 적절한 지점을 '골디락스 존'이라고 한다. 음식 섭취에서도 개인에게 맞는 적절한 지점을 찾아야 한다. 매번 직접 요리를 하는 것도, 그렇다고 가공식품에만 의존하는 것도 적절

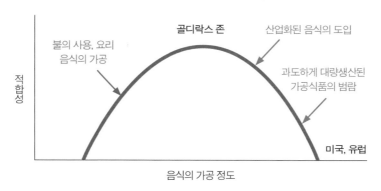

■ 음식의 가공 정도와 적합성의 관계를 나타내는 쿠즈네츠 곡선

골디락스 존

산업화된 음식의 도입

불의 사용, 요리
음식의 가공

과도하게 대량생산된
가공식품의 범람

적합성

미국, 유럽

음식의 가공 정도

치 않다. 생식만 할 수도 없고, 채식만 할 수도 없고, 고기만 먹을 수
도 없다. 그렇기에 자신만의 골디락스 존을 찾아야 한다. 그것이 우
리의 행복을 증진하기 위한 최선이 아닐까 한다. 지나침은 모자람
과 같으니 균형 감각을 유지하는 게 좋다는 말을 마음에 새겨야 할
것이다.

식품의 유통

GS25나 CU 같은 편의점, 이마트나 홈플러스, 롯데마트 같은 대
형 마트에 가면 쾌적한 분위기에서 쇼핑을 할 수 있다. 식품회사에

서는 이런 곳에 음식을 납품한다. 우리나라에서는 CJ제일제당이 가장 크고, 롯데칠성음료, 오뚜기, 농심, 대상도 유명하다. 세계적으로 유명한 10대 식음료 회사는 네슬레, 펩시코, 크래프트, 코카콜라, 유니레버, 타이슨, 카길, 마즈, 아처 대니얼스 미들랜드, 다농이다. 이런 다국적 기업의 특징은 제품의 다양화를 통해 통합적인 전략을 채택한다는 것이다. 곡물로부터 시작해서 육류, 유제품 등 다양한 종류의 식품을 독점할 수 있는 능력을 보유하고 있다. 이런 다국적 기업이 우리 먹을거리의 생산과 유통, 판매에 이르는 모든 단계를 조절하며 막대한 영향력을 발휘한다. 농부들은 자율권을 상실하고 다국적 기업의 부속품이 되어 버린 상황이다. 특히 개발도상국의 소규모 자영농은 다국적 기업이 진출하면서 이들에게 고용

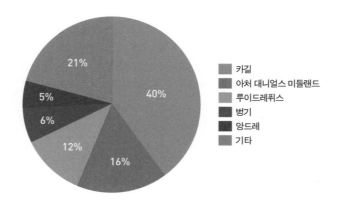

■ 세계 시장의 80%를 장악한 5대 곡물 메이저 기업

카길 40%
아처 대니얼스 미들랜드 16%
루이드레퓌스 12%
벙기 6%
앙드레 5%
기타 21%

된 현장 노동자로 전락하고 말았다.

　이중 가장 대표적인 다국적 기업이 바로 카길이다. 카길은 우리 생활에 엄청난 영향을 미치지만 잘 알려지지 않았다. 전 세계의 곡물유통을 담당하는 세계적인 곡물 메이저 회사인 카길은 1865년 설립되었다. 창업자인 윌리엄 카길은 미국 미니애폴리스 농민에게 곡물을 사서 대도시 시장에 직접 팔거나 위탁 판매를 하는 조그만 회사를 세웠다. 그 후 미국의 원조 프로그램을 위탁받아 수행하면서 엄청난 발전을 했고 지금은 전 세계인의 밥상을 지배하는 기업으로 성장했다. 지구촌 곡물시장의 약 40%를 차지하는 카길이 횡포를 부리면 우리나라 곡물시장은 물론, 전 세계 곡물시장이 요동을 칠 가능성이 크다. 지금은 식품, 물류, 금융, 에너지 산업까지 아우르지 않는 것이 없는 엄청난 회사이다. 카길을 비롯한 세계 5대 곡물 메이저 회사가 전 세계 곡물유통의 약 80%를 담당한다. 만약 이 회사들이 곡물가격을 답합한다면 결과는 끔찍할 것이다.

　카길이라는 회사를 길게 얘기한 것은 전 세계적인 비만의 확산에 있어서 다국적 기업의 역할을 강조하기 위해서다. 1980년대 초부터 다국적 기업의 자본이 개발도상국의 식품생산과 유통에 투자되기 시작했다. 다국적 기업의 투자는 부가가치가 높은 가공식품에 주로 이루어졌고, 개발도상국의 식품시스템 자체를 바꾸어 버리는 결과를 초래했다. 가공식품은 영양가치가 떨어지기 때문에 개발도상국 국민의 영양상황은 개선되지 않았다.

그러고 보면 비만은 물가의 문제일 수도 있다. 1980년대부터 설탕이나 지방 등이 많이 포함된 가공식품의 가격이 대폭 내려가고, 채소나 과일, 생선, 우유 등의 가격은 상승했다. 건강식품의 가격은 올라가고, 정크푸드의 가격은 내려간 것이다. 소비자는 싼값에 많은 칼로리를 구매하는 게 합리적인 경제적 활동이라고 여긴다. 결국 비만은 비만을 유발하는 다양한 식품을 시장에서 팔아 소비하도록 만들어 놓은 시스템이 만들어 낸 현상이라고 얘기할 수 있다.

특히 다국적 슈퍼마켓의 진출은 그 나라의 유통구조에 큰 변화를 가져왔다. 전통적인 잡화점과 노점 시장은 붕괴되었고 미국 내에서 팔리던 물건이 전 세계적인 판매망을 갖게 됐고, 수많은 가공식품과 패스트푸드가 넘쳐나게 됐다. 편의점이나 슈퍼마켓에 진열되는 상품이 달라지면 우리의 선택도 달라진다. 그렇기에 우리가 방문하는 슈퍼마켓에 어떤 상품이 진열돼 있느냐에 따라 삶의 질도 달라질 수 있다.

그렇다면 과연 슈퍼마켓과 비만은 관계가 있을까? 슈퍼마켓이든 편의점이든 마트든, 우리는 다양한 상품을 선택할 기회를 가질 수 있다. 그러나 이 선택의 기회가 정말로 다양한 것인지, 음식에 대한 정확한 정보를 제공하는지는 다른 문제이다. 가공식품이 주로 진열된 편의점, 슈퍼마켓, 마트의 상품들은 거의 비슷하다. 지방,

설탕, 소금 삼총사가 적절히 배합된 가공식품,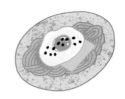
인공색소와 각종 화학첨가물이 들어간 가공
식품을 선택할 수밖에 없는 상황이다. 따라
서 겉으로 보기에는 다양한 상품을 사는 것 같
지만 결과적으로는 한 가지 식품만 사게 되는 것과 같다. 더구나 슈
퍼마켓은 저임금 노동자를 목표로 하므로, 소득이 낮은 사람들은
열량이 높고 포만감을 주는 상품을 선택할 수밖에 없다. 그렇지만
슈퍼마켓이 비만의 직접적 원인인지, 아니면 그곳에서 선택하는
상품 때문에 비만이 유지되는 것인지는 아직 확실하지 않다.

　또한 전통요리의 중요성을 간과하기 쉽지만, 전통요리야말로 정
말 중요하다. 사람들은 오랜 세월에 걸쳐 환경이나 역사 등 문화적
요소들이 배어 있는 나름의 식생활을 고유하게 발전시켜 왔다. 바
로 '신토불이'이다. 세계 각 나라는 환경이 다르고 생산하는 농산물
에 차이가 있고 사람들에게 미치는 영향도 각기 다르다는 것을 생
각해 볼 때 고유의 다양성을 회복하는 것이 전 세계적인 비만을 해
결하는 데 큰 역할을 하지 않을까 싶다.

식품산업의 주장

식품산업은 이렇게 주장한다. 음식은 자기 입에 들어가는 것이기에 자기 책임이라고. 하지만 선택가능성과 접근성, 두 가지 면을 생각해 볼 때 완벽하게 개인의 책임이라고 할 수는 없다.

선택가능성이란 선택의 기회가 제한될 수도 있다는 얘기이다. 미국에서 생산되는 식품의 약 90% 정도는 10개 대기업이 판매한다. 그러니 우리는 10대 대기업이 생산하는 품목만 선택할 확률이 높고 선택의 가능성은 제한될 수밖에 없다. 접근성 역시 경제적, 지리적인 부분이 영향을 미치기 때문에 제한을 받는다.

2004년 미국 전국음료수연합은 '비만은 많은 원인을 가진 복합적 문제이고, 한 가지의 간단한 해결책은 없다'라고 얘기했다. 그렇기에 주요원인으로 액상과당이나 다른 어떤 재료를 지목하는 것은 무책임한 행위라고 비난했다. 비만과 싸울 수 있는 지속적이고 효과적인 유일한 방법은 균형 잡힌 생활방식으로 사는 것이라고 했다. 그러나 바쁜 현대를 사는 사람들에게 패스트푸드를 비롯한 음식산업은 과식을 부추기도록 설계되어 있다. 그리고는 일상생활에서 신체활동을 많이 하도록 권장한다. 비만의 원인을 개인의 책임으로 몰아가는 듯한 분위기다.

2011년 코카콜라는 공익광고 형식의 'Coming Together'라는 광고에서 비만과 싸우는 것은 우리 모두에게 달려 있다는 주장을 전면에 내세웠다. 그러면서 모든 칼로리는 카운트된다, 즉 모든 칼로리는 칼로리일 뿐, 코카콜라건 브로콜리건 당근이건 쌀이건 보리건 간에 동일하게 카운트된다는 이미지를 광고를 통해 심어 줬다. 이는 전국음료수연합에서 했던 주장을 되풀이한 것으로, 탄산음료 등에 쏠리는 책임을 무마시키는 광고였다.

식품산업의 고민

자본주의 사회에서는 누구나 회사를 만들 수 있다. 회사는 이윤을 창출하고자 존재한다. 그렇다면 식품회사가 새로운 제품을 만들 때 가장 먼저 고려하는 것은 무엇일까? 물건을 많이 팔기 위해 소비자가 원하는 품목을 만드는 것이다. 그 품목이 소비자의 건강에 도움이 되느냐 아니냐가 아니라 잘 팔리는 것을 만들어야 한다. 소비자는 알맞은 가격에 적당한 맛, 그럴싸한 포장의 상품을 원한다. 물론 먹고 죽으면 안 될 테니 안전한 식품이어야 한다. 이런 조건이 어느 정도 들어맞아야 소비자의 선택을 받는다. 어쨌든 기업의 목적은 이윤추구이다.

식품산업의 고민은 '어떻게 하면 소비자들이 더 많이 사게 만들

수 있을까'이다. 식품산업에서는 배가 부르면 음식 먹는 것을 멈추는 행동을 경제적인 의미에서 굉장히 유감스럽게 생각한다. 그렇다면 그들은 어떤 전략을 사용했을까?

패스트푸드 업체 버거킹의 대표상품은 와퍼이다. 2000년대 초반 패스트푸드 산업이 비만을 유발한다는 비난이 일자 버거킹은 침체기를 맞이했다. 2004년 버거킹 CEO로 부임한 그렉 브레네먼은 '크게 만들기' 정책으로 이를 타개했다. 2005년 출시된 오믈렛 샌드위치는 800kcal에 육박하는 거대한 샌드위치였다. 그는 패스트푸드를 비난하는 사람들의 분노를 위로하기 위해 메뉴를 바꿔야 한다는 압박감을 조금도 느끼지 않았으며, 저칼로리든 고칼로리든 고객에게 선택할 기회를 주기 위한 것뿐이라고 주장했다. 실제로 버거킹에는 채소 버거가 있지만, 사람들이 잘 선택하지는 않았다. 하디스에서도 2004년 엄청난 버거를 출시했다. 패티가 두 장이나 들어 있고 1,400kcal가 넘는 일명 '몬스터 버거'였다. 지방 함량이 무려 65%인 이 버거는 나트륨 함량이 2,740mg으로, 하루 권장량을 가뿐히 뛰어넘었다. 그런데 이 전략이 성공할 수 있는 이유는 무엇이었을까? 같은 가격이면 좀 더 큰 걸 먹고 싶은 사람들의 마음 때문이었다.

영화관에 가면 대부분 팝콘과 음료수를 사서 영화를 관람한다. 이제는 영화가 먼저인지 팝콘이 먼저인지 모를 정도가 됐다. 야구장에 가서도 먹는 즐거움은 포기할 수 없다. 미국 프로야구팀 LA

다저스는 2007년 홈구장인 다저스 스타디움 외야석에 포식 좌석을 만들었다. 일정액의 입장료만 내면 다저스 스타디움의 명물인 다저 도그를 무한대로 제공하는 이 좌석은 폭발적인 인기를 끌었다. 수단과 방법을 가리지 않는 마케팅의 단면을 엿볼 수 있는 대목이다.

식품광고

'하루에 사과 하나면 의사를 볼 일이 없다'는 영국 속담이 있다. 20세기 초 대공황으로 미국에 금주령이 내려졌을 때 등장한 말이다. 당시 사과의 주된 용도는 술을 담그는 것이었다. 금주령으로 수많은 사과가 썩어 나가자, 사과 농장주들이 사과 소비촉진을 위해서 이 속담을 널리 확산시킨 것이다.

이렇듯 우리의 선택은 광고로 많이 좌우된다. 대부분의 식품광고는 장점을 부각해 판매를 늘리는 것이 목적이다. 아기들을 위한 두유 음료는 성장에 좋은 특별한 성분이 들어 있다고 광고한다. 그러나 당이 많다는 것은 쏙 빼고 좋은 것만 강조한다.

이런 상황인데도 광고를 보면서 소비자들이 올바른 선택을 할 수 있을까? 영국의

1992년 통계를 보면, 초콜릿 과자를 홍보하는 데 약 1억 3천만 달러의 비용이 사용됐지만, 과일이나 채소, 견과류에는 약 600만 달러의 비용이 사용됐다. 22배나 많은 비용이 초콜릿 광고에 쓰였다. 1997년 미국에서도 신선한 채소, 유제품, 생선, 과일 등을 위한 광고비는 3억 달러에 불과했던 반면, 패스트푸드 산업에 쓰였던 광고비는 약 110억 달러로 37배나 차이가 있었다. 공정한 경쟁은 애초에 불가능한, 기울어진 운동장인 셈이다.

이것은 균형잡힌 식단 피라미드 맨 밑에 있는 빵이나 통곡물, 감자, 과일이나 채소, 유제품, 육류, 생선 등의 섭취를 최소화하라고 알려 주는 것이나 마찬가지이다. 광고를 가장 많이 하는 분야는 패스트푸드나 시리얼, 청량음료, 과자, 스낵 등이다. 이런 광고들은 대부분 유익함과 영양적 가치를 강조하는 것과는 거리가 멀다. 오로지 즐겁고 맛있는 관점을 강조하는데, 이를 위해서는 어린이들이 좋아하는 캐릭터를 동원하는 것이 최고의 전략이다.

TV를 보는 시간이 증가하면 비만 가능성도 증가한다. TV에 나오는 패스트푸드 광고 때문에 많이 먹어서 비만이 되는 걸까? 아니면 TV를 많이 보느라 활동이 부족해져서 그런 걸까? 연구에 의하면, 비만 어린이에게 단순히 TV 시청 시간을 제한하는 것만으로도 체중감소 효과를 나타낼 수 있었다.

2015년에 코넬 대학 식품브랜드연구소 소장이자 영양학자인 브라이언 완싱크는 재미난 연구 결과를 내놓았다. 한 나라의 주요 신문에서 언급되는 단어들, 특히 음식에 관한 단어를 조사해 분석하면, 그 나라의 3년 후 비만율을 예측할 수 있다는 것이다. 신문에서 달콤한 스낵에 관한 단어가 더 많이 나올 때는 비만율이 증가하고, 과일과 채소에 관한 단어가 더 많이 나오면 비만율이 감소한다는 것이다. 이처럼 식품 선택에 미치는 광고의 위력을 무시할 수 없다.

전문가들의 윤리 위반

나라에서 규제를 하면 업체들은 로비를 한다. 미국은 로비스트의 나라여서, 식품정책을 비롯한 많은 정책의 수립에 있어서 로비스트들이 막대한 영향력을 발휘한다. 로비스트들의 최대무기는 돈이다. 정치인에게 건네지는 정치자금, 연구자들에게 지원하는 연구비 등이 여기에 해당한다. 학회가 열리면 학술대회 지원비를 주고, 학술지를 만들 때면 학술지 편집비용 등을 지급한다. 자기에게 연구비를 지원해 준 고마운 회사를 함부로 헐뜯을 수 있을까? 조금만 이상한 결과가 나와도 숨기고 싶은 생각이 들지 않을까? 우리나라에서는 옥시의 의뢰를 받은 연구자들이 반드시 행해야 할 연구자의 윤리를 위반한 사건이 있었다. 정당한 결과를 조작하는 상황까지 나오는 것을 보면 돈의 힘은 아주 강력하다.

코카콜라는 로비력으로 유명한 회사이다. 로비 금액도 굉장히 크다. 글로벌 에너지 밸런스 네트워크는 바로 코카콜라가 후원하고 설립해 만든 비만의 원인과 해결책을 규명하기 위한 단체였다. 이 단체에서는 비만이 신체활동의 부족으로, 즉 우리가 덜 움직여서, 에너지를 덜 소모해서 생기는 것이라는 연구결과를 내놓았다. 그렇기에 전문가의 의견이라고 다 옳은 것은 아니다. 방송이나 신문에 나오는 전문가들의 의견도 한쪽으로 치우칠 가능성이 있다는 것을 충분히 인식하고 받아들여야 한다. 설탕협회에서 고용한 푸드 로비스트라는 직책이 있는 것을 보면 이 단체도 엄청난 로비력을 가지고 있음을 알 수 있다.

정크푸드와의 전쟁을 선포한 미국에서 햄버거 회사는 휘청거리지만 피자 회사는 그 공격에서 벗어나 있는 이유도 피자업계의 로비력 때문이다. 그런데 그 로비 대상은 공화당에 집중되어 있는 것을 볼 수 있다. 오죽하면 노벨 경제학상을 받은 폴 크루그먼 프린스턴 대학 교수가 피자에도 당파성이 있다는 표현을 했을까? 과연 경제적인 효율성을 높이는 것이 더 중요할지, 아니면 시민들의 건강을 증진하기 위한 정책을 수립하는 것이 더 중요할지 궁금할 뿐이다.

커진 뇌와 비싼 조직 가설

인류는 지구에 살기 시작한 이후 끊임없는 진화와 적응을 해 왔다. 최초의 생명이 지구에 나타난 것은 38억 년 전이지만, 인류가 그 흔적을 남기기 시작한 것은 불과 수백만 년 전이다.

인류는 진화를 거듭하면서 뇌의 크기가 증가했다. 침팬지와 인간의 차이 중 눈에 띄는 것은 뇌 용적이다. 침팬지는 300~400cc, 인간은 1,400~1,500cc 정도이다. 체중 대비 뇌의 크기를 계산하는 수치인 '대뇌화 지수' 역시 진화와 함께 증가했다. 현생 인류는 거의 모든 포유동물을 통틀어서 가장 대뇌화 지수가 높다. 호모 사피엔스는 오스트랄로피테쿠스보다 뇌의 크기가 극적으로 증가했고, 몸집도 커졌다. 몸집이 커지니 에너지 요구량이 증가했다. 에너지 요구량이 증가하면서 소화 능력도 향상됐고, 저장 능력도 오스트랄로피테쿠스보다 현저히 늘었다. 에너지 저장 능력이 향상했다는 것은 먹지 않고 버틸 수 있는 시간이 늘어났다는 얘기이다. 이런 변화가 나타나게 된 근본적인 원인은 바로 식단의 변화이다. 그 변화 중 가장 핵심적인 것은 육식 때문이라고 생각된다.

인류는 진화하면서 뇌의 크기가 증가했지만, 내장의 크기는 극적으로 감소했다. 뇌의 크기가 증가하면 뇌가 쓰는 에너지도 늘어나므로 총에너지 공급량을 많이 늘려야 한다. 하지만 총에너지 섭취량이 증가했다는 증거는 없다. 따라서 어느 장기가 뇌를 위해 희생해야 하는데, 그것이 바로 내장기관이다. 내장기관의 에너지, 즉 대사가 줄어들었다.

내장기관의 에너지 대사 감소는, 육식이라는 소화가 쉬운 고밀도 에너지 음식으로 해결할 수 있고 아울러 익혀 먹으면 훨씬 더 효율적으로 에너지를 얻을 수 있었다. 육식뿐만 아니라 요리, 즉 음식을 익혀 먹음으로써 소화 흡수율이 훨씬 더 좋은 고품질의 음식을 공급받을 수 있었고, 더 커진 뇌는 그런 음식을 더욱 더 쉽게 구할 수 있게 되었다. 이것이 바로 비싼 조직인 커진 뇌를 뒷받침하기 위한 내장기관의 희생, 즉 비싼 조직 가설이다.

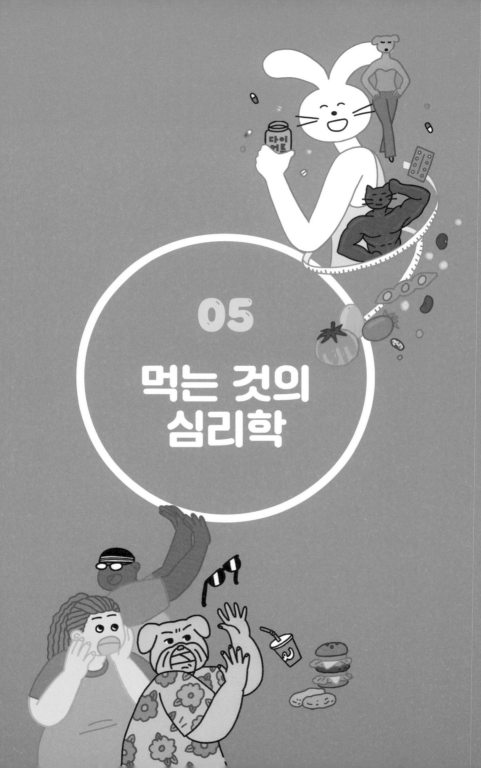

05

먹는 것의
심리학

먹는 양을 결정하는 주위환경

브라이언 완싱크는 우리가 먹는 이유와 양을 결정하는 실마리가 무엇인지 연구한 학자였다. 그는 주위환경이 먹는 양을 결정한다고 주장했다. 배가 고파서 먹는 것이 아니라 환경에 따라서 먹는다는 것이다. 함께 먹는 대상, 식품의 포장이나 용기, 라벨이나 상표, 혹은 레스토랑의 조명, 음식 모양, 냄새, 분위기 등등 헤아릴 수 없이 많은 요소 때문에 먹는 양이 달라지는데, 우리는 이를 잘 의식하지 못한다는 것이다. 그리고 먹는 양을 결정하는 다양한 원인에 대해서도 거의 알지 못한다고 말했다. 그러므로 이것을 의식하는 것이 가능하다면 먹는 양을 합리적으로 건강하게 조절할 수 있다는 것이다.

음식섭취는 가장 보상이 확실한 일이다. 인류 진화적인 관점에서 볼 때 아주 즐거운 일이다. 그렇기에 먹는 행위를 즐겁게 하는 것이 인생을 행복하게 만드는 지름길일 수도 있다.

완싱크에 의하면 보통 사람들은 먹는 것, 즉 식사와 관련된 결정을 하루에 200회 한다고 한다. 아침을 먹을까, 말까? 달걀부침을 먹을까, 시리얼을 먹을까? 밥을 먹을까, 빵을 먹을까? 아메리카노를 마실까, 카페라테를 마실까? 문제는 배도 안 고픈데 왜 생각한 것보다 많이 먹느냐는 것이다. 이런 관점에서 볼 때 제대로 잘 먹는 것은 상당히 중요하다.

용7]의 크7]

첫 번째로 맛이 없는데 왜 많이 먹는지를 살펴보자. 책상 서랍에서 우연히 발견한, 형체가 별로 뚜렷하지 않은 초콜릿, 언제 둔 것인지 모르는 눅눅해진 감자튀김 등 누구나 맛이 없는 음식을 먹어 본 경험이 있다. 그 음식을 먹도록 유도한 신호가 주변에 있기 때문이다. 대개 배가 부르다는 내부의 신호를 받아 음식을 그만 먹는 경우보다는 그릇이 비어서, 주변 사람들이 없어져서, 영화가 끝나서 등 외부 신호로 그만두는 경우가 많다. 이 두 신호에는 분명 차이가 있다.

과식이란 음식을 생리적 요구량 이상으로 많이 섭취하는 것이다. 과식은 과체중, 비만, 섭식장애를 유발할 수도 있다. 이 생리적 요구량이란 1인분을 말하는 것일까? 완싱크는 자기 앞에 차려져 있는 양이 1인분이라고 말했다. 보통 3살 정도가 되면 자기 앞에 있는 음식을 다 먹을 수 있다고 하는데, 아동 비만이 심각한 어린이들을 조사하면 대개 3살 전후부터 살이 찐다.

완싱크는 극장에 들어오는 관객에게 무료로 팝콘을 나눠 주며 실험을 했다. 미디움과 라지 사이즈의 신선하게 튀긴 팝콘과 튀긴 지 며칠 된 눅눅한 팝콘을 나눠 주고 영화를 보면서 먹은 양을 조사한 것이다. 과연 어떤 것이 먹은 양에 가장 큰 영향을 미쳤을까? 그것은 바로 용기의 크기였다. 어떤 팝콘을 주든지 간에 용기 크기가 컸을 때 더 많이 먹었다. 즉 준 만큼 먹었다는 것이다. 이 경우에 비춰 살펴볼 때 음식섭취에 있어 맛은 가장 중요한 요인은 아니다. 내 앞에 차려진 음식의 양이 중요하다는 사실을 알 수 있다. 만약 덜 먹기를 원한다면 음식 용기의 크기를 줄이는 것이 가장 확실한 방법이다.

크리티컬 타임

두 번째로 먹는 것을 왜 눈으로 확인해야 하는지 알아보자. 영화관에 가면 팝콘과 콜라나 사이다 등 청량음료를 사고, 허전하면 핫도그도 사서 먹는다. 여러분은 언제 먹는 걸 멈추는가? 영화가 끝났을 때? 아니면 바닥이 보일 때? 이런 것은 외부 신호에 반응하는 것이고, 포만감이 느껴지면 멈추는 내부신호에는 반응하지 않은 것이다.

뷔페식당에 갔다고 생각해 보자. 대부분의 뷔페식당에서는 음식을 담아 먹은 접시를 치워준다. 그때 치우지 말아 달라고 부탁하고 먹은 접시를 쌓아 둔다면 평소보다 분명히 덜 먹을 것이다. 눈으로 먹는 양을 확인하면 먹는 양이 줄어들 수 있다는 얘기다.

뇌가 신호를 보내서 배부르다고 알아차리기까지 걸리는 시간은 20분이다. 20분 정도 지나야 포만감을 느낄 수 있다. 이 20분을 '크리티컬 타임'이라고 한다. 적정량을 먹었는데 배가 덜 부르다고 느낀다면, 20분 정도는 기다려봐야 한다.

과식의 시각효과

세 번째로 식탁 위에는 숨은 비밀이 있다. 바로 우리를 먹도록 유도하는 숨은 설득자의 위험이다. 같은 양의 음식이라도 어떤 크기의 접시에 담느냐에 따라 우리 눈에 보이는 양은 달라 보일 수 있다. 완싱크는 높고 길쭉한 유리잔과 작고 넓적한 잔에 음료를 따르는 실험을 했는데 사람들은 키가 큰 잔에 무려 30%나 덜 따랐다. 높이에 압도된 것이다. 이처럼 집에서 사용하는 잔을 좁고 긴 것으로 바꾸면 음료를 따르는 양이 적어질 수 있다. 밥그릇도 차이를 눈치 채지 못할 정도로 약간만 줄인다면 비슷한 포만감을 느낄 수 있을 것이다.

음식 가짓수에 의해서도 먹는 양은 달라질 수 있다. 보통 한 가지 음식만 먹을 때보다는 다양한 음식을 먹을 때 많이 먹게 된다. 어찌 보면 뷔페식당에서 과식은 당연한 일이다. 일명 '황제 다이어트'가 단기적으로는 아주 효과가 있는 이유는 몇 가지만 먹기 때문이다.

한 가지 음식만 먹으면 싫증이 나는 것, 다양한 음식이 있으면 많이 먹는 것, 모두 '감각 특이성 포만' 때문이다. 감각 특이성 포만이란 한 가지 똑같은 자극만을 경험할 때 감각이 마비되고 싫증이 나는 현상을 말한다. 그래서 똑같은 파스타도 모양을 다르게 만들어 사람들이 다양하게 느끼도록 한다. 이것만으로도 더 많이 먹게 된다. 6가지 맛의 젤리를 쟁반에 색깔별로 가지런히 정리해 놓은 경우와 하나로 뒤섞어 놓았을 때 어느 게 더 다양해 보일까? 섞어 놓은 게 다양해 보이므로, 섞어 놓은 것을 더 많이 먹는다. 7가지 색깔과 10가지 색깔이 있을 때도 10가지 색깔이 있는 것을 더 많이 먹을 정도다. 과식에는 이렇게 시각적인 효과도 크게 작용한다.

보이는 음식의 함정

네 번째는 우리를 과식으로 유혹하는 주변의 숨은 설득자다. 눈

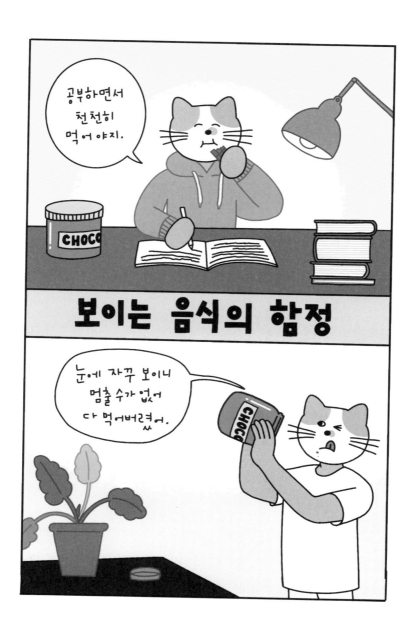

앞에 있으면 먹게 되니 '보이는 음식의 함정'을 말한다. 음식이 보일 때와 보이지 않을 때, 어떤 차이가 있을까. 사람들은 단지 어떤 음식을 보는 것만으로도 그 음식을 먹고 싶어진다. 초콜릿이 투명한 병에 담겨 있는 경우와 불투명한 병에 담겨 있는 경우에 어느 쪽 초콜릿을 더 자주 꺼내 먹을까? 보일 때 더 많이 먹는다.

그뿐만 아니라 음식을 생각하는 것만으로도 배고픔을 느낄 수 있다. 음식을 보는 것만으로도, 음식 냄새를 맡는 것만으로도 체내에서는 인슐린을 분비한다. 인슐린 양이 증가하면 혈당이 떨어지기 시작해 배고픔을 느끼는 것이다. 불투명 용기에 넣든, 찬장 안에 넣든, 베란다 구석으로 치우든, 집에 있는 음식들은 치워야 한다. 하지만 길목에 있는 편의점은 어떻게 할까? 문제는 우리 의지가 그렇게 강하지 않다는 것이다. 피하는 게 상책이라며 돌아가기에는 편의점뿐만 아니라 식당, 빵집 등 유혹이 너무나 많다.

무의식적인 먹기 시나리오

다섯 번째는 무의식적인 먹기 시나리오다. 사람들은 뭔가를 먹을 때 무의식적으로 어떤 시나리오를 따르는 경우가 있다. 예를 들어 고된 일과를 마치고 집에 들어왔을 때 우리는 냉장고를 무의식적으로 열어서 시원한 콜라나 오렌지 주스를 마신다. 퇴근길에 단골 호프집이 나오면 자기도 모르게 발길이 향할 수 있고, 비 오는 날에는 파전이나 동동주가 생각날 수도 있다. 집 앞에 있는 편의점에 무심코 들러 집어 든 과자, 시험 때 저절로 손이 가는 군것질거리도 무의식적인 경우가 많다. 극장에 갈 때마다 의식하지 않고 집어 먹는 팝콘과 콜라까지. 이게 바로 무의식적인 먹기 시나리오다.

이 시나리오는 어떤 식사 상황이 반복되면 그것이 패턴으로 자리 잡아 행동으로 유도되는 것을 말한다. 이런 무의식적인 먹기 시나리오를 잘 따르는 사람들은 살이 찌는 이유를 스스로 알 수 없고 다이어트도 실패할 가능성이 크다.

또한 가족, 연인, 친구 등 누구와 같이 먹느냐에 따라 먹기 시나리오가 달라진다. 가족이나 친구의 영향으로 먹는 양이 크게 변할 수도 있다. 혼자 먹을 때와 비교해 친구 한 명이 같이 있을 때는 약 35% 더 먹고, 친구 7명 이상과 먹게 되면 2배 가까이 더 먹는다는 연구결과가 있다. 다른 사람의 식사 페이스에 자신도 모르게 맞추려고 하므로 이런 결과가 생기는 것이다.

식사와 쇼핑은 닮은 점이 있다. 쇼핑몰에 오래 머물면 물건을 많이 사듯이, 식탁에 오래 앉아 있을수록 더 많이 먹는다. 혼자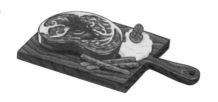

먹을 때 소식하는 사람은 다른 사람과 먹을 때는 양이 늘어날 가능성이 있고, 혼자 먹을 때 과식하는 사람은 다른 사람과 함께 먹으면 덜 먹을 가능성이 생긴다.

다른 행동을 하면서 먹을 때는 먹는 행위에 주목하는 정도가 떨어져 얼마나 먹었는지 잘 알기 어려워 과식의 위험이 증가한다. 현대인은 먹으면서 다른 뭔가를 하는 멀티태스킹에 능숙하다. 과식하게 만드는 대표주자는 TV나 스마트폰이다. TV나 스마트폰을 보면서 음식을 섭취하면 무의식적으로 음식에 손을 뻗고, 먹는 양에 주의를 기울이지 못하고, 먹는 시간도 길어진다.

메뉴의 이름과 라벨

여섯 번째는 메뉴 이름이나 라벨에 따라서도 먹는 양이나 맛이 달라질 수 있다. 미각은 입에만 있는 게 아니라 머릿속에도 있기 때문이다.

새로운 브라우니를 개발한 회사에서 소비자들을 모아 시식회를 열었다. 브라우니를 멋진 도자기, 일회용 접시, 냅킨에 담아 제공했다. 어떤 그룹이 가장 맛있게 느꼈을까? 당연히 도자기였다. "이 브라우니 값으로 얼마나 내시겠어요?"라고 물어보자 도자기에 담긴 브라우니를 먹은 그룹은 1.27달러를 내겠다고 했지만, 일회용 접시에 담긴 것을 먹은 그룹은 0.76달러, 냅킨에 담아 준 그룹은 0.53달러라고 답했다. 음식이 담긴 그릇의 종류에 따라서도 맛의 선호도가 달라질 수 있다는 것이다.

음식 이름에 따라서도 받아들이는 것이 달라질 수 있다. 만약 초콜릿케이크의 이름이 '벨기에 블랙포레스트 더블 초콜릿케이크'라면 더 고급스럽게 느껴진다. 하지만 그냥 '초콜릿케이크'라고 쓰여 있다면 좀 평범하다. 이를 '기대동화' 혹은 '확증편향'이라고 한다. 보고 싶은 것만 보고, 믿고 싶은 것만 믿는다는 얘기다. 보이는 것을 믿는 게 아니라 믿는 것을 본다는 것이다. 자신이 좋아하는 브랜드에 대한 의존을 나타내는 경우가 여기에 해당한다. 유명 브랜드일수록 더 맛이 좋다고 생각한다. '콜라는 역시 코카콜라가 최고로 맛있지.' 이러면서 말이다.

과식을 유도하는 추억 속 음식

일곱 번째로 과식하는 이유는 배가 고프지 않아도 먹기 때문이다. 특히 기억 혹은 추억 속의 음식이 식욕을 자극할 수 있다. 어렸을 때 맛있게 먹었던 음식을 보면 없던 식욕도 살아날 수 있다. 누구와 먹느냐, 또 어떤 날씨인지도 영향을 미친다.

술은 포만감을 잊게 만들어서, 술과 음식을 함께 먹을 때는 음식만 먹을 때보다 많이 먹는다. 비 오는 날의 매출액을 보면 파전집은 90% 이상 증가하고, 아이스크림, 냉면집은 떨어진다. 기온이 영향을 미친 것이다. 이를 이용한 회사가 있다.

미국의 수프 회사인 캠벨은 방송국에 비 오는 날이나 비가 올 것 같은 날에 수프 광고를 진행해 매출을 엄청나게 늘렸다.

위로를 주는 음식은 사람마다 다르고, 나이에 따라서도 다르다. 따라서 위로 음식을 건강에 이로운 음식으로 바꾼다면 긍정적인 영향이 있을 것이다. 또 건강에 좋은 식품을 좋은 일이 생길 때 먹는다면 그 음식에 대한 인식이 훨씬 더 좋아질 것이다.

편식 이야기

편식을 아주 안 하는 사람은 거의 없다. 편식은 왜 하는 것일까? 어린 시절의 경험이 달라지면 편식하는 경향이 줄어들까?

'당근 연구'라는 음식의 기호에 미치는 냄새와 맛의 영향에 관한 연구가 있었다. 아기를 낳기 전 두 달과 출산 후 한 달, 총 세 달 동안 임산부에게 당근 주스를 섭취하게 하는 실험을 했다. 당근 주스에 노출됐을 때 아기는 어떤 영향을 받았을까? 당근 주스에 노출된 엄마에게서 태어난 아기는 당근 맛 시리얼에 대한 반응이 더 좋았다. 이런 것을 보면 음식 선호도는 음식 맛이나 냄새에 대한 노출 정도와 연관이 있다. 싫어하는 음식은 부정적인 경험과 연관된 식품일 가능성이 크다. 3살 정도 되면 자신이 선호하는 음식의 순서를 매길 수 있고, 4살 이전까지는 새로운 음식을 잘 받아들인다.

과자, 치킨, 소시지, 피자에 열광하는 이유는 지방, 단당류를 많이 함유하고 있기 때문이다. 이것은 조상에게 물려받은 단맛에 대한 본능적인 선호인 셈이다. 매운 떡볶이도 설탕 때문에 먹을 수 있고, 냉면도 설탕이 빠지면 맛이 없다. 그래서 단맛에 대한 선호도를 조사했더니, 아기들도 단맛에 대해 본능적으로 선호를 하고 있다는 게 밝혀졌다. 태아도 엄마가 단것을 마시면 반응하는 것을 볼 수 있다. 그런데도 부모는 자식이 편식하지 않고 지나치게 단 음식을 먹지 않기를 바란다. 그래서 아이들이 찾을 수 없는 곳에 과자를 숨겨 두기도 한다. 하지만 금지하면 소유하고자 하는 욕망이 더 강해지듯이 심리적 저항만 부르게 된다.

그런데 아이들은 왜 채소를 싫어할까? 그것은 바로 음식 '네

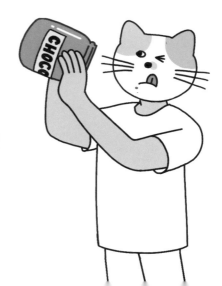

오포비아', 즉 낯설고 새로운 음식에 대해 두려움 때문이다. 지구상에서 안전한 음식은 대개 단 음식이었다. 위험한 음식은 상했거나 독이 있을 가능성이 있으므로 쓰거나 신맛이 난다. 채소가 그렇다. 새로운 음식, 익숙하지 않은 음식에 대한 거부감은 태어난 첫 2년간은 약하다. 나이가 들면서 네오포비아가 생기는데, 부모를 닮을 가능성이 꽤 있다.

그러므로 어린이의 적절한 식습관 형성에 있어서 무엇보다 중요한 것은 부모와 자식 사이의 관계라고 할 수 있다. 부모의 역할이 제일 중요하다. 특히 부모가 어떤 음식을 먹느냐가 자녀에게 영향을 미칠 수 있다는 것을 명심해야 한다.

요리로 진화한 인류

    최근 요리에 대한 관심이 크게 늘었다. 인간은 음식을 요리해서 먹는 유일한 동물이다. 그래서 인간을 요리하는 인간, '호모 코쿠엔스'라고 한다. 인간이 만약 요리를 하지 않았다면 여전히 침팬지처럼 살고 있을지도 모른다. 요리는 인간을 정의하는 활동이며, 동물과 인간의 차이를 입증하는 매우 상징적인 활동이다.

    인간은 음식을 날것으로 먹는 경우가 거의 없고, 대부분을 요리해서 섭취한다. 요리는 일종의 체외 소화과정이라고 할 수 있다. 즉 음식을 부드럽고 소화하기 쉽게 변환해 주는 것이다. 이것은 날것으로 먹는 것에 비교해 에너지를 절약하는 효과가 매우 탁월하다. 감염성 질환을 차단하는 효과도 있어서 생존에 유리하다.

    하버드 대학교 인류학과 리처드 랭엄 교수는 인류 역사에서 가장 중요하고 위대한 발명은 도구도, 언어도, 농경도, 문명도 아닌 요리이며, 요리는 인류 진화의 원동력이라고 주장할 정도였다. 그에 의하면 최초로 불을 이용한 인류인 호모 에렉투스가 인류 최초의 요리사라고 한다. 불을 제어하고 요리를 발명함으로써 인류 진화의 새로운 전기가 마련되었기 때문이다. 그의 저서 《요리 본능》에는 불, 요리 그리고 진화의 관계가 잘 서술되어 있다.

    2003년 하버드 대학교 경제학과 데이비드 커틀러 교수는 왜 미국인이 전보다 더 뚱뚱해졌는지 분석하다가 요리에 주목했다. 지난 수십 년간, 미국의 비만율 증가는 외식의 증가와 아주 밀접한 관련이 있었던 것이다.

인류 역사는 안정된 먹을거리를 구하기 위한 끊임없는 투쟁의 결과였다. 인류는 살아온 시간 대부분을 수렵과 채집을 통해 먹을거리를 구하는 데 썼다. 인류가 농사를 짓기 시작한 것은 불과 1만 년밖에 안 됐다. 세대로 비교하면 15만 세대는 수렵과 채집 활동을, 500세대 정도는 농업인으로 살아왔다.

지금 우리는 어떨까? 현대를 살아가는 우리는 마트에서 먹을거리를 구한다. 깨끗한 마트에는 늑대도 없고 멧돼지도 없어서 안전하게 먹을거리를 구할 수 있다. 그것도 귀찮으면 패스트푸드 레스토랑에 간다. 이렇게 된 것은 겨우 2세대에 불과하므로, 전체 역사에서 보자면 그야말로 눈 깜짝할 정도의 짧은 시간이다. 선조들의 환경과 비교해 보면, 음식을 구하는 데 필요한 에너지와 시간, 그에 따른 위험 등은 매우 달라졌다. 이와 함께 음식의 기능도 예전과는 달라졌다. 급격히 바뀐 이러한 환경변화에 우리는 미처 적응할 시간이 부족했던 것일지도 모르겠다.

비만의 예방과 해결책

서두에서 했던 질문을 다시 이야기하면, 비만은 개인의 책임일까, 사회의 책임일까? 지금까지 살펴본 바에 따르면 비만은 개인만의 책임도 아니고, 사회만의 책임도 아니다. 특히 현대인이 쉽게 살찌는 것은 개인만의 잘못이 절대 아니다.

문제는 우리가 비만을 조장하는 사회에 살고 있다는 것이다. 그렇다고 구석기 시절로 돌아갈 수도 없고, 오지의 원주민처럼 살 수도 없다. 과연 비만으로 이끄는 현대 생활에서 살아남기 위해서는 어떻게 해야 할까?

비만이 개인의 책임 '만'은 아니라는 사실에 이제 어느 정도 동의하리라 생각한다. 하지만 선택은 개인의 몫이다. 앞으로 어떻게 사느냐는 자신에게 달려 있다. '겨우 나 하나가 무슨 도움이 되겠어?' 라는 냉소적인 태도는 결코 도움이 될 수 없다. '모두가 행복하려면 나부터 움직여야 한다'라는 사실을 명심할 때 우리 사회는 조금 더 나아질 것이다.

'모든 사람은 하고 싶은 대로 하거나 그만두는 것을 결정할 자유가 있다'라는 자유선택 이론은 식품산업이 꾸준히 주장해 온 것이다. 그러나 이 자유선택 이론이 현재까지는 비만과의 싸움에서 성공적인 결과를 낳지는 못했다. 기나긴 흡연과의 전쟁을 생각해 볼 때, 담배에 대한 자유선택 이론은 많은 사람의 건강을 해롭게 만들었으며 수많은 사회적 비용을 발생시켰다. 그렇기에 불간섭주의적인 접근법은 동기부여가 확실하고, 교육을 받았으며, 경제적 여유가 있는 소수 집단에서만 효과가 있다. 이런 사람들은 누가 간섭하지 않아도 잘하기 때문이다. 하지만 시야를 넓혀 전체 인구를 대상으로 볼 때, 불간섭주의적 접근법은 성공적인 방법이 아니라는 생각이다. 따라서 비만은 개인의 굳센 의지만으로는 해결할 수 없다. 이럴 때는 정부 차원의 어떤 개입이 필요하다.

그렇다면 사회적 개입에는 어떤 것이 있을까? 로버트 러스티그의 견해에 따르면, 사회적 개입은 개인에 대한 대책과 전체 인구에 대한 대책으로 나눠 접근할 수 있다. 장단점을 비교해 보자.

먼저 개인에 집중하는 대책을 보면, 장점은 비만환자만을 목표로 하므로 비용을 개인에게만 쓸 수 있고, 의료 시스템도 만들기 쉽다. 위험-수익 비율이 분명하므로 많은 사람의 지지를 끌어낼 수 있다. 단점은 비만 치료가 실패했을 때 개인 잘못으로 몰아가기 쉬워 환자가 좋지 않은 취급을 받을 수 있다는 것이다. 또한 앞으로 비만이 될 사람들에 대한 예방책을 소홀히 하기 쉽다. 행동변화를 주로 강조하지만 해로운 환경 속에서 변화가 성공하기는 쉽지 않다. BMI가 정상이라도 대사증후군이 있는 사람은 꽤 있는데, 이들에 대한 대책은 세워지지 않기 때문에 좋은 정책은 아니라고 생각한다.

전체 인구에 대한 대책은 환경의 변화에 집중하는 것이다. 이것은 정부가 궁극적으로 해야 할 일이다. 사회적 개입은 식품의 질을 규제해서 모든 사람의 건강을 증진할 가능성이 커진다는 장점이 있다. 식품 조달 구조와 접근성을 바꾸므로 많은 사람이 더 건강한 식품을 손쉽게 마련할 수 있는 체계가 만들어질 수 있다. 그런데 많은 사람이 이 필요성을 인식하기는 쉽지 않을 수 있다. 식품가격이 상승할 수 있으므로 정치인으로서는 선거에서 불리할 수 있다. 그뿐만 아니라 식품업계와 이미 중독된 사람들의 저항도 클 것이고, 비용도 엄청나게 많이 든다. 그래서 이러한 대규모의 사회적 개입을 본격적으로 시행한 나라는 아직 많지 않다.

《세계는 뚱뚱하다》의 저자인 배리 팝킨 등 국제비만정책 전문가들은 더 적극적인 정부의 중재와 개입의 필요성을 역설한다. 그들은 식품제조 및 유통시스템의 변화가 비만확산의 원인이라고 지적하면서, 이에 대한 대응을 위해서는 정부규제가 필수적이라고 얘기한다. 한때 신선한 식자재를 공급하던 시장은 소규모 편의점, 대형 상점 등으로 대체됐고, 이런 곳에서는 대부분 초가공식품을 판매한다.

배리 팝킨이 지목한 가장 성공적인 국가 비만정책의 사례는 칠레이다. 칠레는 2012년 어린이에 대한 정크푸드 마케팅을 최초로 금지했다. 아울러 전체 식음료를 대상으로 일정 수준 이상의 당, 나트륨, 지방, 열량을 포함한 식품에는 '위해성분 전면경고 표시제도'를 시행하고 있다. 이런 규제를 통해 소비자들이 건강식품을 스스로 선택하도록 하는 환경이 조성되고, 세계 1위였던 가당 음료 섭취량이 전면경고 표시제도 도입 6개월 만에 60% 감소하는 놀라운 효과를 보였다.

이렇듯 정부에서 사회적 개입을 할 수 있는 가장 손쉬운 방법은 세금을 부과하는 것이다. 정부가 큰 저항을 받지 않고 비교적 쉽게 할 수 있는 방법은 패스트푸드를 비롯한 정크푸드에 세금을 매기는 것이다. 이를 일명 지방세, 설탕세, 탄산음료세라고 한다. 점점 정크푸드에 세금을 부과하는 나라들이 많아지고 있다. 미국에서는 흑인 최초의 뉴욕 주지사 데이비드 패터슨이 청량음료에 과세하려고 했는데, 엄청난 저항에 부딪혀 실패했다. 청량음료 업계와 청량음료를 좋아하는 사람들은 세금을 붙인다 해도 행동이 달라지지 않을 것이라고 주장했다. 펩시코는 만약 과세하면 회사를 주 밖으로 옮기겠다고 협박하기도 했다. 결국 과세 제도는 시행되지 못했다. 그 후 설탕세는 캘리포니아 버클리에서 2015년에 최초로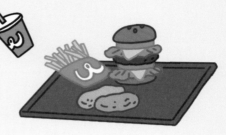

시행됐다. 2015년 3월부터 1년간 이 지역 탄산음료의 판매량은 약 10% 감소했고, 생수 판매량은 약 16% 증가했다. 현재 약 40개국, 미국의 7개 도시에서 설탕세가 부과되고 있다.

그런데 피자나 햄버거 등은 놔두고, 청량음료에 설탕세가 부과되는 이유는 무엇일까? 청량음료는 우리가 자주 마시고, 설탕이 지나치게 많이 포함돼 있기 때문이다. 청량음료에는 에너지 외에 다른 영양소가 거의 없다. 또한 아동비만과 직결되기 때문에 청량음료를 첫 주자로 삼은 것이다.

우리나라는 어떨까? 우리나라에서는 아직 설탕세가 도입되지 않았다. 몇 년 전에 비만세 도입에 대한 찬반논란이 있었는데, 정부에서는 2016년 4월 설탕세 도입을 검토하지 않는다는 견해를 내놓았다. 동시에 설탕소비를 줄이기 위한 대책을 발표했지만 그리 성공적이지는 않은 것으로 보인다.

정부에서는 2018년 7월 '국가 비만관리 종합대책'을 발표했다. 보건복지부를 비롯한 9개 유관 부처가 합동으로 마련한 우리나라

최초의 범정부 차원 비만 예방 정책이라는 점에서 의미를 부여할 만하다. 종합대책은 비만의 예방과 관리를 통해 2022년의 비만율을 2016년 수준으로 유지하고자 하는 것이 목표이다. 이를 위해 식습관 교육강화 및 건강한 식품소비 유도, 신체활동 활성화 및 건강친화적 환경조성, 고도비만자 치료 및 관리지원 강화, 국민의 인식 개선 및 과학적 기반구축 등의 세부과제를 정해 추진된다.

그러나 아무리 정책이 좋아도 소비자가 건강에 좋은 식품을 선택하도록 하는 소비환경이 조성되지 않으면 별 소용이 없다. 식품 선택의 중요한 기준은 가격이다. 따라서 건강식품의 가격을 낮추어 소비자의 접근성을 좋게 해야 한다.

하지만 국민이 신체활동을 더 쉽게 할 수 있는 환경을 조성하는 것도 정부가 해야 할 중요한 일 중의 하나이다. 실제로 일부 관공서에서는 계단에 색을 입히고, 풍경을 입히는 노력을 통해 쾌적한 환경조성에 힘쓰고 있다. 아직은 갈 길이 멀지만, 이런 환경을 만들어 조금이나마 비만을 억제하는 노력을 할 필요가 있다.